leben

Körper-eMail

leben
Körper e-Mail

Autor: Ilse Elisa Dorandt

50946 Köln, Postfach 511032

Tel. 02 21 - 48 77 60 / 4 84 48 02
Fax 02 21 - 48 89 00

Internet: www.re-light-form.de
eMail: info@re-light-form.de

1. Auflage Oktober 2004

ISBN 3-9809870-0-0

Meine Frohe Botschaft für Leben…

Ich schreibe dieses Buch, weil wir ALLE in der 180 Grad verdrehten Welt leben!
***ER**-LEBEN mit **BE**-leben verwechseln!*

Wir stellen die Technik, die Wissenschaft, die Pharmaindustrie mit ihrer Medizin, die Forschung... über den Menschen!

Die Schöpfung schuf den Menschen in ihrer Art!

Als der Mensch diese schöpferische Art immer mehr verliert, sich immer mehr teilt, schuf er selbst Teilchen-Atome. Dieses Defizit nutzt die Wissenschaft, teilt immer weiter und will auch noch den letzten Rest – die menschliche Cell-Intelligenz teilen, bis der wahrnehmungslos gewordene Mensch dem Bildnis der Wissenschaft, des Denkens entspricht, statt der Schöpfung.

Durch diese Fehl-Identifikation ist nicht der "schöpferische Geist" die Basis des Menschen, sondern die Erfindung der Ersatzteile wie: Technik, Elektrizität, Wissenschaft und andere Hilfsmittel. Damit entfernen wir uns immer weiter von der Ursprünglichkeit, und landen immer tiefer im Defizit. Heute soll... unsere angelernte Intelligenz der „Geist" sein.

In unserem Technik-Zeitalter, sind wir so weit von der Basis des Menschen weg, dass uns einsuggeriert werden kann, dass Technik, der Computer, die Electronik, die Wissenschaft, die Medizin über dem Menschen steht!
Dumpf, wie wir geworden sind, glauben wir das auch!

In Wahrheit sollen diese Hilfsmittel den Menschen auslöschen! Das ist POLITIK!

Heute konsumieren wir technisch, statt schöpferisch... erleben!
Den Computer gäbe es ohne den Menschen nicht!

Der Computer ist nach dem BILDE des menschlichen Gehirns erschaffen, unserem Gehirn entsprechend gebaut, nicht umgekehrt… wie viele denken!
Wie der Computer arbeitet wissen wir, aber wie die Mechanismen der emotinal beladenen Datenbank chemisch gelöscht werden, wissen wir nicht.
Die Technik ist NUR ein Nachgebilde, eine Kopie unserer Gehirnfunktion, NUR eine Datenbank.
Der Computer selbst ist NUR eine Maschine, in welche MENSCHEN Daten eingeben und speichern.
Da wohnt kein Leben!
Ihm fehlt der schöpferische Geist!

In unserer letzten Verzweiflung behaupten wir heute, dass Erlerntes, Intelligenz und Wissen, "Geist" ist. In Wahrheit ist es nur das Hilfsmittel, die Trennung des schöpferischen Geistes.

Der Computer braucht einen zweipoligen Stromkreislauf.

Wo schließen wir unseren Körper an, damit er funktioniert?
Wir benutzen PASSWORTE und BENUTZERNAMEN von anderen Menschen, damit wir an Stoff, Programme = Energie kommen!
Das BILD des Geist-Wesens MENSCH ist einpolig und wirkt in seinem schöpferischen Kreislauf, das haben wir alle vergessen!

Elektrizität - Energie wirkt entgegengesetzt der schöpferischen Frequenz!

Der Antrieb des eigenen Schöpferpotenzials ist der Atem, die Nahrung des Lebens und die Emotionen, die Programme bewegen die gigantische Maschinerie des Körpers. Der Körper, unser Chemiewerk, ist ohne Schöpferpotenzial, „dem ewig lebenden Geist" nicht lebbar.
Wir wollen uns nicht daran erinnern und glauben lieber an den NEBEL im LEBEN!
Obwohl das Schöpfungspotenzial von Billionen Programmen überlagert ist, ist der MENSCH immer noch 100% Schöpfung!
Das können unsere Fehl-Identifikationen, unsere Programme wie: Schönheit, Autos, Erfolg, Reisen, Charakter, Individualität, Invalidität, Reichtum, Krankheit, Ängste, Armut, Partner, Liebe auch nicht ändern und so bleiben wir auf der ewigen Suche nach dem Glück, nach dem Sinn des Lebens!

Je nach Informationen, bekommt der Computer durch seine Programme ein emotionales Eigenleben, aber bleibt immer noch 100% vom MENSCHEN abhängig. Der Computer, ist wie das menschliche Gehirn, NUR ein Programmlager, ein Kontrollsystem!
Das Wesen-Lichte fehlt der Technik, der Wissenschaft, der Genmanipulation, der Electronik, der schöpferische Geist, womit NUR der MENSCH ausgestattet ist.
Das ist der Grund dafür, dass der „Wahrlichte" schöpferische Geist des Menschen nie geklont oder GEN-Manipuliert werden kann, weil die Wissenschaft NUR 99% klont oder manipuliert.
Tomaten, Früchte, Lebensmittel können 100% manipuliert werden. Die Menschen haben heute große Angst vor GEN-Manipulation, weil sie ihre ART verloren haben und denken, sie schwingen mit Tomaten, Früchten, Lebensmittel... gleich!
Wüsste jeder Mensch wer er in Wahrheit ist, kann ihn niemand und nichts manipulieren.
Der Geist, die Schöpfung der Menschen, ist NIE klon- oder manipulierbar.
Die große Angst entsteht, weil wir vergessen haben, dass wir schöpferische Geist-Wesen sind und damit unabhängig von allen äußeren Einflüssen und BE-einflussungen!
In dieser unerträglichen Verirrung glauben wir, dass Medizin und Therapie Heilung bringt.
Dabei sind wir heute kranker, als vor 100 Jahren!
NUR mit versteckten und übertünchten Medikamenten, Krücken und vielerlei Hilfsmitteln werden wir älter! Daran haben wir uns schon so gewöhnt, dass wir die heutige durch- und durch kranke Geseelschaft nicht mehr wahrnehmen.
Es gibt keinen Menschen ohne Defizite, Hilfsmittel oder Ersatzteile!
Das merken wir nicht, weil wir DENKEN, dass wir gesund sind.

*Unsere Wahrnehmung ist **gestört**!*

Die neueste Krebs-Statistik zeigt, dass sich in den letzten 30 Jahren aufwendiger Forschungsarbeit, keine signifikanten Heilungs-Werte, Ergebnisse gezeigt haben.
Wir merken nicht mehr, wie manipuliert, wie abhängig wir leben, was wir mit uns machen lassen, weil es keine eigene Antwort mehr gibt.

Der Sinn des Lebens fehlt!

Wir nehmen uns nicht mehr als Schöpfung wahr und wollen nicht ertragen, dass wir immer und immer die Schöpfung waren und trotz Fehl-Identifikation heute noch 100% Schöpfung sind.

Diese 180 Grad Verdrehung ist der Nebel statt das Leben...

Die Verdrehung erleben wir indem Menschen sagen:
„Ich bin gesund" - aber auf dem Nachttisch stehen verschieden Medikamente und sie besuchen regelmäßig einen Arzt.
„Mir geht es gut" - dabei lässt er sich wöchentlich mit der Chemotherapie seine Körpercellen zerstören.
„Ich genieße noch einen Tag länger die Sonne und das Schöne auf der Insel" - zwei Tage später wird ihr endlich das kaputte Knie abgenommen und sie hat große Angst vor der OP und der Plastik!
„Ich lebe in einer glücklichen Ehe" – habe aber seit Jahren eine Freundin nebenher.
„Wir sind stolz auf die Kinder" – NUR eines davon ist drogenabhängig.
„Wir sind intelligent, studieren, lernen, kleiden uns gut, lassen uns pflegen, operieren, sind erfolgreich, alles Bestens" – die Wahrheit sind Ängste, und der verloren gegangne SELBST-WERT!
„Unser Land lebt im Frieden" – in Wahrheit schreiben wir Verträge, damit unser Krieg nicht sichtbar wird!
„Furchtbar, diese weltweiten Katastrophen und Kriege" – das zeigt uns, dass wir selber in Ängsten leben, Kriegen in der Familie, betreiben Mobbing oder opfern uns und denken, reden von Frieden.

DIE INTERNET WELT ist genau wie alles andere nach dem BILDE des MENSCHEN erschaffen. Sie ist NUR der Daten- und Informationsaustausch und hat kein Leben. Emotionales Leben kann dieser Äther nicht transportieren.

Schauen Sie sich Ihre eigenen eMails an, die täglich an Ihre 100 Billionen Körpercellen gesendet werden, damit Ihnen bewusst ist, mit wem Sie ans Netz gehen, und wem Sie BENUTZERNAMEN geben und wer Ihr PASSWORT, Ihre Datenbank kennt.

Jedes Wort der Communication wird von allen Körper-Cellen wahrgenommen.
Alles was wir sprechen, jedes Wort, bewusst oder unbewusst, wird an die Körpercellen gesendet.
Körpercellen reagieren NUR auf die „emotionale Unterlegung“ und sendet die jeweilige Frequenz der „Emotion“ an das System.
Der Schlüssel ist: In Wahrheit transportieren wir Emotionen und keine Worte!
WORTE wurden erfunden, als unsere schöpferische Wahrnehmung verloren ging.

Worte sind die „wahrlichten“ Transportmittel unserer Emotionen!

Da wir nicht bewusst sprechen und nicht mehr wahrnehmen, wie das Wort „emotional unterlegt“ ist, merken wir auch nicht, welche Schwingung, welche Botschaft die Körpercellen mit jedem Wort aufnehmen.
Das ändert sich, wenn wir „bewusst“ communicieren!
Statt unsere emotionalen Atome emotional chemisch bewegen, lassen wir uns heute durch Computer, Handys, Tele-Communication ***be****-leben!*
Weil die Cellen die emotionalen Unterlegungen nicht mehr aufnehmen können oder wollen, ist aus Verzweiflung „Verzweigung“ die Electronik unsere Communication geworden!
Unser überfülltes Cell-Programm-Lager, unsere Festplatte, ist komplett mit Emotional-Müll überlagert und kann nichts mehr speichern - ertragen!
Die 100 Billionen Körpercellen nehmen nicht den Klang, das Wort, die Sprache, sondern die darunter liegende, versteckte emotionale Botschaft auf, die wir in unserer Dumpfheit nicht mehr merken oder wahrnehmen!

Machen Sie sich jeden Tag Ihr schöpferisches Wesen bewusst!
Dann ist das Leben leicht, offen und frei!

Re-Light ist kursiv geschrieben, in emotionaler Re-Light-Re-echt-schreibung!

Der Mensch an sich… ist ein besonderes Wesen im Geist der Schöpfung mit 100 Billionen Körpercellen!

Was ist der Mensch?

Der Mensch ist nach dem schöpferischen Naturgesetz 100% reine Schöpfung!

Im Laufe der Evolution entwickelte er sich vom Einceller bis zum 100 Billionen Celler. Es bleiben alle gebundenen Emotionen als Information über Millionen Jahre in der Cell-Datenbank, selbst der Tod entleert und löscht den Speicher nicht!

Weil der Tod - die ewige Angst - keine Programme löscht, bleibt die Todesangst das jüngste Gericht!

Am Anfang steht der Geist… das haben ALLE vergessen!

Als der Geist im Laufe der Evolution Emotionen gebunden hat, baut er, daraus resultierend, Körpercellen auf.
Die Cellen wirken noch heute, genau wie am Anfang in der schöpferischen Lichtfrequenz, deshalb sind sie nur über ein Mikroskop sichtbar.
Weil uns die Basis nicht mehr bewusst ist, verwechseln wir das Hirn mit der Schöpfung und behaupten, Intelligenz wäre Geist und selbst Geistliche suchen nach dem Schöpfergeist und wollen uns GLAUBEN lehren!
Kein Wunder, dass wir uns alle damit in körperliche Blockaden und Störungen herunter wirtschaften.

Heute sieht die Medizin uns Menschen als strukturierten Cellhaufen mit einem perfekt funktionierenden Organsystem und gigantischen Informationen.
Die schöpferische Führungszentrale ist der Hirnstamm - Stammhirn, welche alle Informationen, alle Emotionen aus ewigen Zeiten bei sich trägt und erinnert jede Sekunde des Lebens an die Schöpfung.
Das intellektuelle Führungszentrum ist das Gehirn und steuert die Ratio. Dort ist alles gespeichert, was wir hören, sehen, riechen, empfinden und erleben, es regiert die Vernunft, gibt Befehle.
Heute werden alle Organe, alle Cellen von dieser übergeordneten, diktatorischen Zentrale beherrscht.
Jedes Organ sind angehäufte Programme, hat seine eigene Funktion und bildet miteinander das Chemiewerk des Menschen.
Wie in einer Familie, ist jeder ein Mensch für sich und im Miteinander sollen sie sich befruchten, beleben und sich emotional klären.

So hat jedes Organ seinen Job:

***Das Herz** ist die Pumpe und pumpt den Blutkreislauf in die Adern und der schmutzige Rückfluss geht über das Venensystem wieder in das Herz.*
***Die Lymphe** ist ein wichtiges Reinigungssystem des Körpers, welche auch als Kreislauf in das Herz fließt.*
***Die Schilddrüse** steuert die Stoffwechselvorgänge, die Heizung und die Hormone. Wenn wenig Jod vorhanden ist, glüht der Kropf.*
***Die Nieren** filtern und reinigen die verbrauchten Stoffe.*
***Die Lunge** nimmt den Atem auf und gibt die verbrauchten Gase wieder durch den Atem nach draußen. Ich glaube, der Vorgang müßte anders herum ablaufen!*
***Die Milz** bildet Hämoglobin, Knochenmark und das Blut, und stützt das Immunsystem. Sie hat so eine wichtige Funktion, doch stellt sich nie in den Vordergrund. Kein Arzt kümmert sich um die Milz. Es gibt nicht einmal einen Facharzt dafür, deshalb wird sie schnell entfernt.*
***Die Leber** ist eine Chemiefabrik, das große Stoffwechselorgan. Sie wird durch Alkohol, Drogen, Medikamente, falsche Ernährung, und andere Gifte oft so belastet, dass sie selbst fett wird oder zerfällt.*
***Die Galle** sammelt Verdauungssäfte und wird schnell nervös und ärgerlich, besonders nach einem Gänsebraten oder einer Völlerei. Sie krampft gerne, spuckt Feuer und Galle und gibt sich bei Herausforderungen schnell auf, oder sie versteinert.*
***Die Bauchspeicheldrüse** ist hoch sensibel, sehr empfindlich und sehr aggressiv. Wenn sie sich ärgert, frisst sie sich einfach selbst.*
***Der Magen** nimmt alle Nahrung auf und bereitet sie gut vor, damit sie gut vorbereitet in den Darm gelangt.*
***Der Darm** ist ein Riesen Organ, manchmal über sieben Meter und extrem verschlungen. Er ist von allen Seiten spiegelbar und sein Job ist, dass er die Nahrung vom Magen aufnimmt, noch einmal aufspaltet und ausleitet.*
***Die Geschlechtsorgane** werden von den Hormonen, Programmen gesteuert, dienen der Fortpflanzung, der Freude, der Lust und der Art-Erhaltung. Sie aktivieren den Kampf der Geschlechter.*
***Die Nerven** sind das Netzwerk der zentralen Steuerung.*
Sie liegen oft blank, weil sie selten Nahrung, den direkten Kontakt mit dem Atmen, der Schöpfung, bekommen.
***Das Gehirn** gibt Impulse an die Peripherie.*
Es hat Macht über alle Cellen, über alles im Körper, weil es die Führung übernommen hat.
Die Muskel *bekommen Impulse von den Nerven und aktivieren die Kraft- oder die Spannkraft im ganzen System.*
***Die Knochen** tragen die gesamte Information des ewigen Lebens in sich.*
Keiner kennt die Intelligenz der Knochen, nur wenn sie brechen oder porös sind, werden sie interessant und wahrgenommen. Sie verwesen langsamer als alles andere.
Sie nähren sich von den Informationen des Stammhirns.
***Die Wirbelsäule** wird mit unserem Kreuz, mit dem Aushalten, verwechselt.*
Bei genauem Hinsehen erkennen wir, das die Wirbel sehr fein auf einander abgestimmt sind. Wo leichte

Wirbelkörper mit Pufferzonen hauchzart von allen Nervenbahnen durchlaufen werden und das gesamte menschliche System pulsiert.
Hormone *sind ausführende Organe des Stoffwechsels und der zentralen Steuerung.*
Für mich sind Hormone das Regelwerk aller, über Jahrtausend angesammelter Programme und wenn sie in Wallung geraten, heißt das nur, dass sich die Billiarden Programme, die Emotionen heftig wechseln.
Die Haut *ist das größte Organ, und gibt allen Organen Schutz.*
Sie nimmt viele Stoffe auf, Licht und Sonne und gleichzeitig verdunsten durch die Poren Feuchtigkeit und andere Stoffe.

Alle Organe *leben miteinander in ihrer hierarchischen Ordnung, wo jeder seinen Platz hat und den Job erfüllen muss, den er übernommen hat.*
Wenn ein Organ streikt, sich ZUrück zieht, sich aus der Verantwortung stiehlt, oder das Miteinander verweigert, kommen Störungen.
Die anderen Organe müssen dann, wenn sie können, die Arbeit übernehmen.
Alle Organe sind voneinander abhängig, wie ein Orchester. Wenn einer falsch spielt oder nicht mitmacht, ist das ganze Koncert in Unordnung und jeder im Saal, im Körper, empfindet das und leidet.
Die Cellen sind Lichtwesen, diese Sensibilität ist für uns nicht spürbar, sichtbar.
Wenn die Organe sauer oder verärgert über ihre Brüder und Schwestern sind, bocken sie, zicken herum und eins… zwei… drei ist das ganze System durcheinander.
Die Milz spricht nicht mehr mit der Leber und die Lunge hat am Sonntag auch keine Lust und das Großhirn will die Meute bändigen. Schreit: „Ruhe“, und gibt neue Kommandos!
Das Herz muss immer heftiger pumpen, damit überhaupt noch Rhythmus im Blut ankommt und irgendwann stottert es, weil es nicht wahrgenommen wird. Schwäche für jemanden zeigt oder sogar verschenkt wird!
Der Magen ist sauer, dass er bei schönem Wetter arbeiten muss, bildet Geschwüre und sagt den anderen: „Macht ihr doch meinen Job, ich mache erst einmal Urlaub!“ Die Wirbelsäule schreit: „Nimm die vielen anderen Menschen, denen du immer hilfst und für die du mehr da bist als für mich, dessen Kreuz du trägst, von mir, weil ich „daran“ zerbreche!“ Jeder kennt diese Schmerzen!
Wenn alle Organe durchdrehen und keiner mehr in diesem gigantischen, fein abgestimmten Netzwerk wohnen und arbeiten will, verliert am Ende selbst das Kontrollsystem-Gehirn die Kontrolle und die daraus resultierenden atomaren Stoffe zeigen sich in lebensbedrohlichen Krankheiten.
Diese Störung, dieser Aufschrei, ist die letzte Chance, der letzte Aufruf, bevor sich die Cellen dem Körper entziehen. Diese Dramatik nennen wir „Tod“!
Bei lebensbedrohlichen Krankheiten haben sich schon viele tausend Cellen beim Arbeitsamt gemeldet und Sie müssen jede Minute Angst haben, dass die restlichen Cellen ihre Arbeit auch noch niederlegen – das ist die Angst, die Maske des „Todes“!
Alle AUSREDEN der Gene, Erbkrankheiten, Epidemien, Umwelt, Infektion, Viren, oder Ansteckungen vergessen Sie so schnell wie möglich!

Nutzen Sie Ihre Chance und begraben Sie diese dummen feigen Ausreden!

Wer oder was bewegt dieses fein aufeinander abgestimmte System?
Die Medizin sagt: „Es ist das Hirn!"
Ich sage: „Es ist der Puls der Schöpfung, der mit dem Atem immer den Schöpfer-Im-Puls überträgt."

Früher schickten sich die Organe, das ganze System regelmäßig eMails in feinen, schöpferischen Impulsen. Auf diese Weise machte den Cellen communicieren Spaß.
Die Cellen juchzten voller Freude miteinander, erfüllten ihren Auftrag. Das befruchtete, beglückte die Erde. Da communicierten die Menschen noch mit der Erde, heute mit Programmen und technischen Geräten.
Als die Programme immer DICHTER wurden, häufte sich Masse an und im Laufe der Evolution sammelten sich immer mehr emotionale Programme und so entstand das Gehirn, der Lebens-Nebel!
Die ursprüngliche Lebensart nehmen wir in diesem Nebel nicht mehr wahr. NUR noch die Programm-Masse, die Cell-Vermehrung.
Die Organe, bekommen selten Mails, Impulse von der Schöpfung.
Das System wird träge und sucht sich eine neue Orientierung.

Das Denken entsteht!

Weil durch das Denken, von den Organen die feinen Impulse der Schöpfung nicht mehr wahrgenommen werden, empfangen sie anders schwingende eMails und fallen aus der eigenen Trägerschaft. Da Denken keine Lebensimpulse, keine schöpferischen Frequenzen sendet, suchen die Cellen nach einer neuen Führung - Orientierung.
So bildet das Datenüberwachungsorgan Gehirn und wird das Kontrollsystem aller Cellen.
Dieses ist ein unlebendiges System, welches keine schöpferische Sendequalität hat, gibt nun anders geartete, metallfrequentierte Sendeimpulse weiter und wir denken, es ist das LEBEN!
Diese Verführung, die Abkapselung der ursprünglichen Schöpferart nutzt das Gehirn als einmalige Chance, übernimmt die Führung, weil die Cellen bereits von den im Hirn gespeicherten Programmen, abhängig sind. Wie ein Kind nach der Geburt von der Mutter!

Das Hirn übernimmt jetzt die Führung, die Macht und manipuliert alle Cellen, Organe in seine Schwingung, in seinen Impuls und die orientierungslosen, abhängigen Cellen nehmen die ankommenden eMails willenlos an, auch wenn sie leblos schwingen.
Früher frequentierten eMails Lichtfrequenzen der Schöpfung!
Jetzt sendet das Gehirn, der Diktator, metallartige Frequenzen, leblose Impulse an alle Cellen!
Das Körpersystem verliert seine wahrlichte Ursprünglichkeit und Lebendigkeit, weil die Schöpfer-Frequenz nicht mehr die Trägerschaft seines ureigenen Systems ist!

Aus dieser menschlichen Verwirrung und der schöpferischen Verirrung behaupten heute Neurologen, dass der Mensch das „ICH", das Gehirn ist! 180 Grad-Verdrehung!

Wir sind in unserer heutigen Evolutionsphase aufgerufen, dieses Verdrehte wieder um 180 Grad drehen, damit sich die vielen emotionalen atomaren Programme auflösen.

Unsere Forscher und Wissenschaftler forschen und denken heute an den Programmen herum, statt den Ursprung nutzen. Wissenschaft sendet immer aus Programmen!

Die New Age Szene sucht seit Jahren nach der Erlösung - nach dem Licht, dem Heil.
Wir-r suchen und suchen... und wissen nicht, dass wir dem schöpferischen Geist bereits entsprechen.
Die Medizin brüstet sich mit immer brutaleren, skrupellosenren Methoden, redet von Gesundheit, obwohl Krankheit auf der gleichen Frequenz wie Gesundheit schwingt!

Nichts davon wird die Datenbank auflösen und die Cellen reinigen.

Das muss jeder für SICH SELBST tun!

Communication

Sie sehen auf diesem Buch-Cover, wie „Communication“ aus dem Nebel kommt.

LEBEN wird von hinten als NEBEL gelesen!

Die meisten Menschen wissen gar nicht, dass ihre Cellen auf jedes gesprochene Wort, auf jeden erdachten Gedanken reagieren und Wirkung zeigen!

Es steht geschrieben... AM ANFANG STEHT DAS WORT...
und das WORT war bei Gott...

Damit ist gemeint, dass jedes WORT wie die Schöpfung SELBST wahr sein muss und das gesprochen wird, was gemeint ist. Doch wir reden in Floskeln, emotionaler Versklavung, Vollautomatisiert, statt in der schöpferischen Frequenz!

Das haben wir alles vergessen, wir wissen nicht mehr, ob wir die Gene der Eltern, oder das Unterbewusstsein, oder der Computer, oder die Krankheit, oder der Partner, oder das Kind, oder der Erfolg, oder die Arbeit, oder... oder... oder sind!

Wir wissen auch nicht mehr, was und mit wem wir reden, weil alles aus der emotionalen vollautomatisierten Datenbank, vom Gehirn gesteuert ist, statt aus der Wahrnehmung!
Wir sprechen nicht aus den 100 Billionen Körper-Cellen, sondern aus unserem Programm, aus der Angst, aus dem Verdrängten, aus dem Unbewussten.
Das macht die Cell-Communication immer träger, die Cellen machen dicht, weil sie keine Eigen-Nahrung mehr bekommen und so kein Mitsprache-Recht haben. Wir haben verlernt für uns selbst sprechen, uns hören und wahrnehmen. Die Sinne sind ZU!
Heute sprechen wir für die ANDEREN; oder über ANDERE; oder von ANDEREN!
Das ICH ist verboten, verpönt und der Satz beginnt in unserer König - freundlich verlogenen Welt mit MAN, DU, IHR, WIR-R oder WENN...

Nach der babylonischen Zeit verroht das WORT immer mehr!
Die Cellen frequentieren das Durcheinander der Unterlegung nicht und reagieren irre!
Wir reden: Ich bin zu Hause - die Cellen nehmen wahr, ich BIN nicht ICH, mein HAUS ist ZU!
Wir sagen: das ist mir zu gefallen - die Cellen hören fallen und machen in der Massenbewusstseinssprache ZU, weil sie Angst vorm Fallen haben!
Der Mensch ist aufgeschlossen - die Cellen wissen nicht, ob auf oder geschlossen ist und speichern Unsicherheit!
Wie geht es dir... - wir antworten automatisch, doch die Cellen sprechen von sich und sagen, wie es ihnen geht. Wir sprechen aus dem Gehirn, wie es uns geht!

Guten Morgen... - die Cellen wünschen sich jeden Morgen selbst einen guten Morgen, weil die Cellen immer, egal wie sie sich fühlen, einen guten Morgen haben. Sie nehmen sich so wahr, wie sie im Moment sind.
Der „Guten Morgengruß" des ANDEREN kommt NIE in den Cellen an!
Fahr vorsichtig... - ist der Hinweis der eigenen Angst, dem eigenen Zweifel.
Die Cellen kennen keinen Zweifel und fahren selbst bewusst!
Ich komme morgen bei dir vorbei... - der Cell-Communication wird Zweifel frequentiert und weiss nicht, ob sie vorbei gehen soll oder kommen soll!

NUR 1% des Gesagten ist auch so gemeint... der Rest sind Floskeln und Atom-Müll SPAM!

Wissen Sie jetzt, warum Sie sich abends so oft müde und schlapp fühlen?

Wir haben der schöpferischen Cell-Communication komplett die Eigen-Art genommen und aus hilfloser Verzweifelung erfinden wir technische Communicationsmittel!

Wir sprechen ALLE ohne die Wahrnehmung der Sinne und das Gehirn quatscht „quetscht" einfach die Programme durcheinander!
Jedes WORT sind Emotionen!
Weil wir nicht sagen was... und wie es ist, verschlüsselt das Gehirn die Botschaft mit Floskeln und die wahre Emotion, die nicht gesagt... oder gezeigt wird, verklebt die Cellen.

Ich aktiviere die verdrängten, verschlüsselten Emotionen der Worte und die daraus entstehnende Chemie löst den Klebstoff aus den Cellen!

Diesen chemischen Vorgang nenne ich WORT-CHEMIE!
Ich mache Menschen bewussst, wie Wortchemie bei Selbst-Wert-Verlust und in der Business-Sprache, eben im Alltag wirkt!

Erleben Sie Ihre eigene Cell-Communication, damit Sie Ihre 100 Billionen Körpercellen und SICH befreien!

WENN die CELLEN Trauer tragen...

*In den Zeitungen steht seit Wochen: die Körper-Cellen singen uns ein Lied...
wenn die Cellen lauter schreien...!*

***E**s geht in allen Artikeln darum, dass Geräusche von Körper-Cellen der Diagnose dienen!
Wie Krankheiten - Krebs-Cellen singen...
Jede unserer 3 Billionen Körpercellen (vor einem Jahr wurden noch 100 Billionen Cellen nachgewiesen) scheinen ZU singen!
Diese verblüffende Entdeckung machen Wissenschaftler der Universität Kalifornien.
Um die minimalen Tonschwingungen für das menschliche Ohr wahrnehmbar ZU machen, werden die Cell-Impulse mit dem Computer verstärkt.
Ergebnis: Gesunde Cellen jubilieren wie Opernsänger, kranke Cellen murmeln nur dumpf vor sich hin und Krebs-Cellen kreischen und krächzen sogar!
Jetzt sollen Domingo, Pavarotti und Carreras unsere Körper-Cellen besingen, damit die Cellen wieder in Bewegung kommen!
Die Forscher hoffen, mittels dieser Technik Krankheiten in ZUkunft hörbar machen ZU können.
Jeder kann sich im Internet den Cell-Gesang anhören!*

*Ich habe schon vor fünf Jahren auf meiner Buch CD den Cell-Gesang mit Instrumenten bewusst gemacht.
Das ist keine neue Entdeckung, weil alles, besonders die lichtfrequentierten Köprer-Cellen, in Frequenzen schwingen!
Der Cell-Gesang ist bereits in den Cellen und kann nicht besungen werden!
Die Operntenöre können ihre Programme auf unser Gehirn-Programm übertragen - besingen, aber NIE auf die Cellen. Die Cell-Intelligenz hat ihre eigenen Klänge - sie ist 100% Vollkommen!*

In dem Modell sind die Töne, die Klänge aus dem Computer wieder therapeutische Maßnahmen!

*Seit Jahren kaufen sich Menschen Klang- und Naturgeräusch Cassetten, doch gesunder sind wir nicht!
Die Körper-Cellen sind eben intelligenter als unsere dumm schwätzende Intelligenz!*

Internet und eMail Entstehung… der evolutionäre Riesen Crash

D*as Internet ist eine Kopie des menschlichen Körpers.*
Alles, wirklich alles, was in dieser Welt erforscht oder technisch erfunden wird, stammt vom Menschen-Bauplan.
Auch das Internet ist NUR eine Kopie des Menschen, allerdings OHNE die Frequenz „des Geistes".
Das Internet, der Computer, ist abhängig von Identitäten, PASSWORT oder BENUTZERNAME.

Der BENUTZERNAME zeigt sich: Wenn Sie gern Zigarren rauchen und Ihre Frau weiß das, dann ist die Zigarre, der „BENUTZERNAME", damit Ihre Frau Lebens-Impulse von Ihnen bekommt. Sie kauft Ihnen eine besondere Zigarre verschenkt sie verführerisch und schwupps ist Ihre Frau in Ihrem Netz – Nest und holt sich von Ihnen Lebensimpulse, bekommt aber nur Plus-Minus-ENERGIE-Masse, damit sie ihr Defizit verstärkt. „ENERGIE" ist NUR geklaute Masse, deshalb werden BEIDE NIE satt und geben weder der Frau noch dem Mann LEBEN.
Die Zigarre ist nur der Köder für den Energieklau – für das eigene Defizit!
In Wahrheit wollte die Frau NUR gesehen werden, Anerkennung oder geliebt werden, dafür hat Sie die Zigarre gekauft. Sie wollte Lebensimpulse, bekommen hat Sie NUR geklaute Masse = Energie, die Ihr Defizit und das des Mannes noch größer macht.

Ich weiß, dass Ann gern Negerküsse isst. Wenn mir langseilig ist, rufe ich sie an und ködere, dass sie mit mir Negerküsse isst.
Der BENUTZERNAME Negerküsse funktioniert, weil sie in diesem Moment mit mir in der gleichen gelangweilten Schwingung ist und andockt.

Ihr Chef weiß, dass Sie kein Geld für die Südsee haben, aber Sie träumen davon und erzählen gerne von Ihren Wünschen. Eines Tages braucht er Sie für besondere Arbeiten und Sie sagen: „Nein, ich habe keine Zeit!" Dann sucht er in Ihrer Datenbank herum und erinnert sich daran, dass Sie sich die Südsee nicht leisten können. Damit ködert er Sie und sagt: „Herr Müller, ich schenke Ihnen eine Reise in die Südsee, wenn Sie die nächsten drei Monate auch an den Wochenenden arbeiten und abends drei Stunden länger!" Der „BENUTZERNAME" ist die Südsee und damit ist er in Ihrem Netz.
Sie arbeiten brav und freuen sich auf die Südsee. Merken aber nicht, dass diese Vorgänge „unbewusst" ablaufen, dass sich Ihr Chef von Ihnen LEBEN, gedachte Energie-Masse, nimmt, damit er sein Defizit, was Sie gar nicht kennen, ausgleicht. Sie merken es erst in der Südsee, wenn Sie lustlos, ausgepowert da herum hängen, und keinen Spaß haben. Die Reise ist so ganz anders, als Sie erwartet haben, weil Ihre Batterie bereits „unbewusst" von Ihrem Chef angezapft oder geleert wurde.
Beide gehen in Wahrheit durch die BENUTZERFREQUENZ leer aus!

Merken Sie, was ich Ihnen bewusst machen will?

Plus- Minus-Masse genannt ENERGIE hat und bringt kein LEBEN!

Wenn einer Ihre Vorliebe, oder Wünsche kennt, ist das der Schlüssel für seinen „BENUTZERNAME"!

Das erleben wir täglich in tausend Kleinigkeiten, nur uns ist es nicht „bewusst", wie manipulierbar wir ALLE mit: Liebe, Job, Image, Verachtung, Lob, Hass, Freude, Nächtenliebe, Mobbing, Geld, Angst, Anerkennung, Leid oder Sex sind!
Der „bewusste" Emotional-Schlüssel muss mit dem „unbewussten" Emotional-Schlüssel passen.
Sechs Billiarden Menschen leben im Defizit, brauchen immer neuen Stoff und denken, dass sie damit aus der Leere ins Leben kommen. Deshalb ist jeder Mensch ein BENUTZER der Datenbank des ANDEREN und holt sich Anerkennung, Liebe, Wärme, Nähe, Angst, Stress, Ablehnung, Verachtung, Freude, Leid, Lust, Geld aus diesen Verführungen!
Wenn der BENUTZER keine Kraft, keine Lust mehr auf Andocken hat, verfällt er anderen Drogen! Dann muss er sich nicht mehr die Arbeit machen und sich BENUTZERNAMEN merken, nur noch in seiner Dumpfheit „Drogen" kaufen und holt sich das Déjà vu aus den Drogen, statt andocken! Dafür werden drogensüchtige Menschen bestraft. Die anderen Billionen Emotional-Täter, Datenbankknacker, Andocker, die ihre Mitmenschen noch mehr schädigen, bleiben unbestraft!

In Wahrheit bestraft sich jeder täglich Selbst mit seinem unerträglichen Plastik-Leben und den vielen Rächnungen, der vollgestopften Datenbank.
Ahnen Sie jetzt, warum die Computerwelt in Resonanz Hacker und Viren hat und warum es so viele Süchtige und Drogenabhängige gibt?

Egal wie häufig Sie die Datenbank ANDERER knacken, die Leere bleibt, die Ängste, das Defizit werden noch größer und am Ende irrt das Gehirn – der Computer und stürzt im Zwangsvollzug ab, landet im Notausgang Tod!

Die Programme, die Emotionen bleiben!

Die Reinkarnation labt sich mit dem Stoff "aus dem die Träume sind"!

Es gibt nur eine Lösung aus diesem Teufelskreis!
Knacken Sie Ihre eigenen „BENUTZERNAMEN" emotional!
Reinigen Sie Ihre Emotionen, Ihre Programme, Ihre Worte chemisch!
Re-Light ist weltweit die einzige chemische Cell-Reinigung!

Das PASSWORT kommt immer aus der Datenbank, womit nur sehr vertraute Menschen erreichbar sind. Den Code können NUR Eltern, Geschwister, Kinder oder Partner, nah stehende Menschen, mit denen Sie eine riesengroße emotionale Datenbank über Jahrtausende aufgebaut haben, knacken.
Die Familien-Schichten - die Geschichte, der Stammbaum, sind tief in der Cell-Intelligenz, dem Cellkern eingespeist und prägen uns. Wir nennen das GENE...

Es ist immer wieder, laut Stammbaum, eine neue Herausforderung, ob wir uns wirklich emotional auf die Programme einlassen und die Datenbank knacken, oder noch mehr neue Programme aufbauen, damit wir unsere Mitstreiter oder die Liebsten immer wieder antreffen und erleben müssen.

Aus dieser emotionalen Datenbank treffen Babys ihre Mörder und Kleinkinder ziehen aus ihrer gespeicherten Datenbank ihre Sexualtriebtäter an, die sie misshandeln!
Verstehen und nachvollziehen kann das KEINER, dafür müssen Sie das „ewige Leben" erkennen!
Die leidenden CO-Abhängigen sind die "Mitleidenden" und haben immer die Chance, dass sie ihr Leid aus ihre eigenen emotionalen Datenbank reinigen!

Wer sich durch diesen Dschungel der Gefühle durcharbeitet und seine emotionale Datenbank reinigt, findet Erfüllung, Erkenntnis und Glück – Freude – SICH SELBST!
Unsere heutige austauschbare Liebe, diese komische Chipkarte, wirkt wie eine Kreditkarte der unerfüllten Gefühle, die noch mehr Sehnsüchte schafft.

Liebe, im schöpferischen Sinn, beginnt mit der emotionalen Klärung und gilt der Eigen-Liebe.

Heute wollen wir immer andere lieben, andere glücklich machen, weil die Eigen-Liebe verloren gegangen ist. Deshalb kann der Partner aus dem eigenen Defizit andocken und müht sich immer weiter in seinem verloren gegangenen Leben ab, weil er keine Lebensimpulse bekommt – nur geklaute Energie, die volle Programm-Masse!
Am Ende machen wir den Partner für unser Lebensdilemma verantwortlich oder verdecken alles mit dem HarmoNIE-Deckchen!
Die vielen partnerschaftlichen Schlachten entstehen aus dieser Verirrung, Erwartungshaltung.
Partner lieben und hassen sich, projizieren den Hass wie die Liebe auf den Partner, statt die eigene Emotion zeigen und reinigen.
Das ist keine Liebe – NUR ein austauschbarer Chip.
Solche Partnerschaften wirken wie Kreditinstitute - immer im Defizit!
Jeder muss sich SELBST, so wie er ist LIEBEN, dann ist kein Andocken möglich und die Nächstenliebe fließt VOM SELBST!
Nach der emotionalen Klärung zeigen Partner „gleichwertig" ihre guten und schlechten Seiten, den Hass und die Liebe.
Damit endet die große VERLUSTANGST, die Ihnen die LUST nimmt.
Beide lieben – leben in Fülle, statt im Defizit des anderen!

Ihr Liebster vergisst Ihren Geburtstag, den Hochzeitstag = PASSWORT!
Das trifft Sie so tief, dass Sie sich verletzt fühlen, weil er weiß, wie wichtig Ihnen dieser Tag ist.
In Wahrheit haben sie mit ihrer Erwartungshaltung so oft angedockt, dass er Sie von sich abschütteln muss, oder nicht mehr interessiert, oder mit Ihnen überfordert ist. Je mehr er Sie als Klette erlebt, desto heftiger oder schmerzhafter muss Ihr Partner agieren, damit er Sie abschüttelt.
Wenn es sehr weh tut, hat er ins Schwarze getroffen.
Jetzt können Sie diesen Schmerz emotional erleben und bei sich chemisch klären, oder weiter auf Ihren Partner, auf dieses Arschloch schimpfen, im Defizit herumwühlen!

Eine Frau wünscht sich Kinder = „PASSWORT" und der Mann will lieber noch warten. Denn er sieht das Theater oft bei seinem Bruder und weiß, wie Kinder nerven können.

Er müsste ein Stück seiner Freizeit opfern und will das nicht.
Jeder kennt die Projektion des anderen.
Der Mann weiß jetzt ganz genau, womit er seine Frau emotional aus dem Häuschen bringt, oder sie kränkt. Indem sie andockt, kommt er aus seinem momentanen Defizit, das die Frau oft nicht kennt!
Vielleicht hat er ja nur Angst vor der Verantwortung oder der Mann hat noch von seinem großen Kindersegen aus der letzten Runde die Nase voll, oder… oder… oder!
In Resonanz mit der Frau muss sein Kinderwunsch im „Unterbewusstsein" schmoren, egal warum, wieso!
Jetzt kann der Mann seine hochkommenden Emotionen aus dem „Unterbewusstsein" holen und chemisch klären, sonst trifft er immer wieder auf die gleiche Problematik, bis alles mit Zins und Zinseszins getilgt ist!

Ihr PASSWORT ist die „unbewusste" Freizeit, die Freiheit, die sie „bewusst" nicht zeigt, nicht lebt, weil sie in Wahrheit Angst davor hat. Aber ihr Mann erreicht ihr Defizit mit seiner großen Sehnsucht nach Freiheit.
Da seine Frau keinen Freizeit- Freiheit-Wert hat, dieser aber tief in ihrem Cellmillieu vorhanden ist, dockt sie emotional bei ihrem Mann an und erreicht ihr eigenes emotionales Defizit.
Mit dem emotionalen Andocken wird die Partnerschlacht eröffnet!
Was wir nicht erkennen, ist: Was der EINE bewusst zeigt, liegt bei dem ANDEREN im „Unterbewusstsein" als Defizit versteckt.
Statt diese Datenübertragung nutzen und chemisch auflösen, streiten, rechtfertigen, verletzen wir uns immer wieder neu!
Weil die Datenbank bei JEDEM emotional voll ist, brauchen wir für die „LIEBE" eine neue Sicht - die emotionale Klärung.

Indem Beide ihre Emotionen aus dem „Unterbewusstsein" klären, haben sie die Lösung...
SCHÖPFERISCHE LIEBE füreinander!

INTERNET

Das Militär hat für die Verteidigung ein geheimes, ausfallsicheres Communicationssystem entwickelt. Evolutionsgemäß stellt das Militär seine Technik den Universitäten zur Verfügung, und damit entwickelt sich automatisch ein zeitgemäßes Communicationssystem.
Universität X aus Amerika hat ein Wissen, welches die Universität Y interessiert und umgekehrt das Gleiche.
Sie bauen eine Datenverbindung auf, weil beiden die Wahrnehmung verloren gegangen ist, nutzt Universität X die Verbindung der Daten von Universität Y.
Durch beidseitige Willensbekundung entsteht jetzt die erste Community.
Dann meldet sich die dritte Universität, und somit besteht die Community schon aus drei Serversystemen. Diese Technik wird jetzt von allen Beteiligten genutzt. Das ist die erste Kopplung von Datenübertragung im Massen-Bewusstsein der Gleichschaltung.

Genau wie die Cell-Vermehrung baut sich dieses Internet-System auf.
Erst gab es Eva und heute sind wir Milliarden!

Die Universitäten entwickeln ein Protokoll = Zweifel, damit sich die Information sicher den optimalen Weg von A nach Z sucht.
Das ist die ganze Kunst vom Internet!
Damit jeder, wer will, weltweit mitspielen kann, muss er sich einen Internet Anschluss bei einem Provider aktivieren lassen.
Jeder gibt dem Provider dann einen selbsterdachten BENUTZERNAME und ein PASSWORT.
Das zeigt, dass NUR jeder SELBST seine Datenbank kennt!
Jetzt brauchen wir einen PC mit einem Modem, damit wir eine Verbindung zum Internet aufbauen. Der Provider verlangt als Identifikation die Eingabe eines BENUTZERNAMENS und ein PASSWORT, damit wir mitspielen können.
Die Identifikation besteht aus einem offenen BENUTZERNAME, womit alle Menschen andocken können und einem versteckt verschlüsselten PASSWORT, welches NUR die Stamm-Mitglieder der Familie kennen.
Der Provider (Gehirn) kontrolliert das PASSWORT bzw. die Identifikation und damit wird das Internet geöffnet.
Damit wir die virtuelle Identität in das Internet bekommen, brauchen wir nun eine eMail-Adresse.
Die können wir bestellen, die gibt es gratis, oder die bekommen wir vom Provider.
Der eMail-Client muss konfiguriert werden und gibt uns eine neue Identifikation, das zeigt, wie die schöpferische Identifikation als Mensch geschwächt und gelöscht ist.
Zur Strafe, weil wir unsere ursprünglich, schöpferische Lebens-Art verleugnet haben und dieses tiefe Leid auch nicht mehr ertragen, bauen wir uns eine elektronische Ersatz-Schöpfung!

Jetzt begeben wir uns in die virtuelle Welt und lernen die Menschen als eMail-Adresse kennen und schreiben unsere Mails in den virtuellen Äther, der denkenden, manipulierbaren Masse.
Wir klonen uns selbst!

Ab dem Zeitpunkt, wo die Verbindung vorhanden ist, hat jeder Mensch der Welt die Chance, weltweit „unlebendig" communicieren.
Jetzt haben wir die gigantischen, technischen Möglichkeiten, in Form von Computern, Handys und Internet-Verbindungen, und können jetzt noch intensiver, schneller und ohne jegliche Beschränkung communicieren.
NUR, es werden mehr als dreiviertel der geschickten Nachrichten nicht gelesen, nicht abgehört, sind Daten-Müll (Spam). Doch wir haben die Infos emotional unbewusst" bewusst angenommen und wir müssen uns trotzdem damit beschäftigen, sie aussortieren!
Die Kehrseite, dieser gigantischen technischen Revolution, ist der Überfluss an virtuellen Informationen, die jede Celle emotional wahrnimmt und speichert.

Wir müssen sie filtern und auch lernen, dass wir mit all den Möglichkeiten bewusster umgehen, weil uns jetzt jeden Augenblick die komplett gespeicherten Programme aller Menschen der Welt offen stehen. Sie stehen zur Verfügung, und somit sind sie im Cellmillieu, werden aber nicht vom „LEBEN" emotional geöffnet.

Das Internet ist für die Wirtschaft, für das Militär, für die Universitäten, eben für den Daten-Informationsfluß gedacht, nicht für Menschen, die darüber ihren atomaren Müll, ihre Emotionen loswerden oder klären wollen.
Das geht mit diesem Äther nicht!
Diese Internet-Communication bewegt gigantische Informationen, die immer emotionale Auswirkungen haben.
Das will keiner sehen, denn dann würde die schönerdachte verfärbte Communication, die erdachte Lebens-Illusion platzen.

Egal ob ich mit China, Japan, Indien, Amerika, Russland oder Australien per Internet communiciere, alle Menschen haben ähnliche Emotionen und fühlen sich noch beklemmter oder unwohler, weil dieses System nicht für Emotionen aufgebaut ist.
Aber alle wollen sich auch in diesem virtuell unpersönlichen System, emotional austauschen – geht nur nicht, schaffen wir nicht mit diesem Äther!
Stattdessen reizt uns dieser Äther und die Ängste wuchern.
Die Körper-Cellen verstopfen in dieser virtuellen Welt, weil das Leben nicht fließt.
Die nicht aufgemachten Emotionen ballern uns global um die Ohren!
Statt die menschlichen Schlachten und Kriege virtuell erleben, sollten wir uns Aug um Auge, Zahn um Zahn emotional bewusst einlassen.
Damit die Gleichschaltung = Sozialsystem belebt wird, wurde dieses menschlich verachtende System vorangetrieben.
Je mehr sich die Menschen, das Volk verliert, desto dumpfer, manipulierbarer sind sie für die Politik, für die Diktatoren, für die Manipulatoren!
Aus der Schwingung der Massenbewusstseins-Frequenz aller Menschen wird Politik gemacht!
Jeder Mitspieler sollte sich bewusst machen, dass jede Information, die er aussendet, immer Emotionen bewirkt, die im Äther indirekt für alle Menschen der Welt geöffnet werden und

irgendwie „oft unbewusst“ als Spannung spürbar sind.
Jede Emotion wird in dem hoch verstrahlten Internetsystem umgeleitet, gebrochen.
Es findet eine emotionale Umleitung statt, wo Emotionen nicht mehr aus erster Hand offen erlebt werden, sondern eine „Second Hand-Emotion“ daraus wird.
Jede Information löst „bewusst oder unbewusst“ Emotionen aus und kaum ein Mensch weiß noch, wie wir diese emotionalen Wellen zeigen, ausdrücken oder benennen sollen.
Die Antwort geben Amokläufer, aggressive Kinder, Bombenleger, Krankheiten, Massenmörder und kriegerische Attentäter bis Kriege!
Kein Mensch traut sich noch, seine Emotion, die im Moment erlebt wird, zeigen. Wir denken nur noch emotional, und weil das auch langsam für den Körper unerträglich wird, erwarten wir emotionale Klärung aus dem Internet-Äther, der wie ein kaltes, virtuelles Monster alles frisst und wir uns nicht emotional Auge in Auge wahrnehmen müssen.
Für mich ist die Definition von virtuell - wirr-aktuell!
In der virtuellen Wirklichkeit, trauen wir uns Schweinereien, Perversitäten oder Verletzungen, Anmache, eben alles, was als verschobene, verbogene Umleitung als Wirklichkeit erlebt wird. Auge in Auge macht uns Angst, weil wir uns nicht trauen, oder uns peinlich ist, dass uns diese Abartigkeiten interessieren und im Kopf herumschwirren.
Der Schlüssel vom Internet ist, dass uns Keiner sieht, dass wir uns noch besser verstecken können, eben die Anonymität.
Diese versteckten, emotionalen Laster waren schon seit Jahrtausenden Auffangbecken für Kriege, Revolutionen, Schlachten!
Wo gehen die ganzen virtuell offen gemachten Emotionen hin, die sich täglich wie in einer E-Funktion (die biologische ungebremste Evolutionskette) bewegen?
Was glauben Sie, weshalb uns so viele Naturkatastrophen heimsuchen?
Wenn die Mutter Erde täglich mit Billiarden oder mehr emotionalen Pseudo-Informationen voll gestopft wird, und der Mensch den Stoff nicht emotional auflöst, geschieht so etwas wie ein Äthersmog, den die Erde nicht chemisch für UNS auflösen kann.
Vielleicht ist das der Grund, warum heute so viele Menschen die Erde retten wollen?
Da diese emotionale Schlacke kein natürlicher Stoff ist, kein Leben ist, entwickelt sich die atomare Masse als Krieg. Der geschieht bei uns nur erdacht emotional in den Köpfen, im Denken, oder im Fernsehen, damit die Kriegsmaschinen ausprobiert werden können.
Diese Kriege machen uns viel Distanz und noch mehr Ängste vor dem echten Emotional-Krieg.
Wir haben die Emotionen intellektuell umgeleitet!
Nutzen Sie doch mal wieder Emotionen mit ihrem Nachbarn, oder im Büro, oder in der Familie und lösen Sie die Chemie chemisch auf, damit die Angst der Kriege aus Ihren 100 Billionen Körper-Atomen aufgelöst wird und dem Leben weicht.
Dieses Massen-Phänomen kann nur jeder Mensch selbst lösen, damit das Leben, statt virtuell, wieder schöpferisches LEBEN wird.

Politik, oder unsere Streit-Mächte lösen das nicht für uns!

In der heutigen Zeit sollten wir uns nicht weiter die Köpfe einhauen oder uns atomar vernichten, sondern dieses zeitgemäße Communications-System nutzen, damit wir unsere emotionale Datenbank auflösen, und nicht immer noch mehr emotionale Programme aktivieren.
Damit die Datenübermittlung möglich ist, müssen ALLE auf die gleiche Weise communicieren - in Gleichschaltung = Manipulation!
Das ist der Trick… dass ALLE, wie Boris so schön sagt „DRIN" sind.
Alle sind DRIN im gefangenen Massenbewusstsein, im Filter.
Die eigene Art, die Eigenverantwortung ist nicht gefragt, wird gefiltert oder umgeleitet!
Wer Draußen ist bleibt Außenseiter.
Solche Systeme wurden seit der Evolution von Diktatoren und Massenvernichtern **be-** oder genutzt. Wenn ein System entlarvt ist, der Code der Manipulation geknackt ist, sind die Führer der Masse als Märtyrer gestorben. Jedes Volk war und ist eine „unbewusst", manipulierbare Masse, 100% manipuliert, außer SICH und muss sich nach einem politischen Sturz selbst neu organisieren, weil ja die Macht der Diktatur, der Manipulation durch den geknackten Code wegfällt.
Wenn jeder Mensch seine 100%ige Eigenverantwortung einsetzen würde, gäbe es weder Diktatoren, noch könnten Politiker manipulieren. Dann macht kein Chef mehr abhängig, noch geben wir dem Partner, der Familie unser Leben!

Alles ein System!

Dann ist jeder in der Lage, sein Leben, in aller Freiheit, Offenheit und in eigener Würde leben - SICH ERLEBEN!
Nutzen sie das Internet als Briefträger der Informationen. Emotionales Leben, Gefühle, Liebe… gibt es in dem Äther nicht, das findet emotional „Auge in Auge" statt!

Ihr PASSWORT ist immer ein verschlüsselter Code!
Den Code kennen NUR Menschen, mit denen wir eine umfangreiche emotionale Datenbank gespeichert haben, denen wir oft unser Herz geschenkt haben, die wir schon tausend Jahre lieben, in die wir uns immer wieder neu verlieben!
NUR mit Menschen, die unsere Emotionen, unsere Datenbank bestens kennen, eben Eingeweihte, knacken wir unseren Code!
Die Schlachten werden in jeder neuen Lebensrunde heftiger, immer neu aktiviert!
Weil wir das alles nicht mehr wahrnehmen, uns nicht erinnern, wollen wir den gesamten atomaren Müll über die Internet-Emotionen loswerden.

Super Idee...

Doch in Wahrheit tricksen uns das Leid, die Ängste, das Elend immer wieder aus!

An den BENUTZERNAME kann JEDER andocken, der in Resonanz steht.

Das Adam und Eva Gleichnis...

Das Gleichnis von Adam und Eva leben wir jeden Tag aufs Neue.
Eva hat sich aus der Schöpfung (Adam) in das Dualsystem begeben, hat sich von der Schlange (Programme) verführen lassen und als Eva den ersten Biss in den Apfel tut, fällt sie in den sauren Apfel - in das Dualsystem – Sozialsystem!
Die meisten glauben noch heute, dass Essen Körper und Seele nährt!
Mit dem ersten Biss in den Apfel landet Eva auf Erden als Ein-Celler.
Obwohl sie heute 100 Billionen Körpercellen hat, ist sie immer noch, laut ihrer Herkunft, die Schöpfung.

Jesus hat das doch prima gezeigt!
Er ist ohne emotionale, atomare Datenbank -jungfräulich- geboren. Deshalb brauchte ihn auch keiner ERzeugen. ER ist sein eigener Zeuge und selbst das Kreuz, der Tod hat ihm nicht imponiert.
Er ist wieder aufgestanden, hat seine Taten weiter gezeigt und LEBT sein ewiges LEBEN!
Am Schluss sagt ER: "IHR ARMEN Ungläubigen.
Die Kirche machte daraus: AMEN!

Eva hat sich vom Ein-Celler in einen 100 Billionen-Celler verwickelt und muss nun den Weg retour, wieder in die Schöpfung nach Adam machen, indem sie ihre emotionalen Programme reinigt und die Datenbank leert.
Das ist ihre menschliche Entwicklung... Dieses Gleichnis leben...
dafür sind wir ALLE aufgerufen!

Auch Ihre Körper-Cellen sind emotional gebundene, erlebte Programme.
Alles was Sie ihr Leben lang bewertet, beurteilt, eingeordnet, oder in Schubladen gesteckt haben, bildet den emotionalen Klebstoff ihrer programmierten Datenbank!
Diese Kettenreaktion nennen wir Menschen „Evolution".
Weil wir unbewusst leben, haben wir den evolutionären Zeitpunkt des vollkommenen Mensch-Seins verschlafen, und deshalb arbeiten jetzt die voll atomar geladenen Emotionen (Atome) gegen uns.

In Gorleben gort unser aller emotionaler Atom-Müll.
Alle Emotionen, die Sie noch nicht gereinigt haben, werden hier sichtbar gelagert!

Wir fahren und transportieren den Atom-Müll hin und her, mit riesen Tam Tam und tausenden Polizisten, und begreifen nicht, dass dieses NUR das Gleichnis unserer selbst erschaffenen atomar vergifteten Cell-Müllhalde ist.
Im Laufe der Evolution wird das Gehirn immer größer, von Ötzi bis Bill Gates.
Auf diese Hirn-Masse sind wir sooo... stolz!
Da ist irgendwas in unserer Entwicklung - Verwicklung schief gelaufen, dass wir die Abgrenzung vom Tier an unserem hoch entwickelten Gehirn festmachen!

Damit wir nicht merken, in was für eine UN-MENSCHLICHKEIT sich die Evolution manövriert hat, bildet sich das Gehirn!

Geh irren, der Fort Schritt von uns SELBST!

Nur der Affe ist uns noch auf den Fersen!

In der heutigen Zeit identifizieren wir uns mit unserem Intellekt!
Der Intellekt ist unsere derzeitige Visitenkarte - Identifikation:
Mein Haus. Meine Familie. Mein Boot. Mein IQ…! Bla... bla... blah...
Dieser hochintellektuelle Wahn–Sinn ist der Schwach-Sinn unseres Lebens!
Das treibt die Schwachen ins Sozialnetz, die Suchenden in die Sucht und die Erfolgreichen in den Trieb!

Der Sinn des Lebens wurde nie so gesucht wie heute!

Weder die Mutter aller Schnäppchen oder Rabattmarken, noch unser abgewirtschaftetes Sozialsystem sind die Lösung!
Kreditkarten verschulden Sie schneller, als dass Sie sich einen guten Namen machen!

Wir halten die Programme für unsere Individualität, für unsere Genialität. Wir erkennen nicht und nehmen in unserem Nebel nicht mehr wahr, dass der „Schein“ nicht die Schöpfung ist.
Der wahrlichte Mensch ist „an und für sich“ die schöpferische Trägerschaft seines SEINS!
Programme werden niemals menschlich!

Das ist wirk - Licht ein trauriger Irrtum des Dahinlebens!

Was ist das für ein wertloses Leben, dass nur das, was das Hirn uns sendet, qualitativ wertvoll ist.
Wo Kinder erst durch ihre Intelligenz -IQ- „Mensch werden“!
Menschliche Wahrnehmung wird gerne als Gefühlsduselei abgetan und hat in unserer verdrehten Welt, in unserer erdachten Wahrnehmung, keinen Wert.
Der Mensch hat seinen ursprünglich schöpferischen Wert vergessen und damit hat er geseelschaftlich den 0,00 Wert erreicht!
Nur Babys haben noch einen 1%igen Wert und danach werden sie dressiert, damit unsere „Kleinen“ auch in unserer Werteskala landen.
Die Mütter und Hausfrauen haben eigentlich ein schönes Leben!
Doch sie ertragen die volle emotional gesendete Datenbank ihrer Kinder nicht.
Sie sind müde und ausgelaugt, weil sie nicht verstehen, was sie so fertig macht und so lassen sie sich immer tiefer sinken und tyrannisieren.

Wir sind von uns SELBST so weit fort geschritten, dass wir uns mit dem gesellschaftlichen virtuellen, Trostpreis ZUfrieden geben.

Wir identifizieren uns geseelschaftlich mit:
„Guten Zeugnissen, sozialem Wohlstand, Leistung, scheinbarer politischer Gerechtigkeit, erdachtem Frieden, guter Erziehung, höflichem Benehmen, bestens informiert sein“!
Das sind unsere Billig-Werte -Schnäppchen- im einundzwanzigsten Jahrhundert!
Wenn wir uns dann ganz verlieren, rennen wir zum Arzt und fragen ihn nach unserem Wert und identifizieren uns mit seiner Aussage als Selbst-Wert!

Wenn Sie diese Kriterien erfüllen, sind Sie ein guter, wertvoller, Charakter-Mensch!

Die schöpferische Frequenz „Charisma“, diese schöpferische Ausstrahlung wird mit dem Plastik-Selbst-Wert und Charakter verwechselt!

Dass Sie SELBST Ihre Körpercellen dumpf totgeschlagen, merken Sie „Gott sei Dank“ nicht!

Was glauben Sie, was das für eine emotionale Schreierei würde, wenn Sie es merken!

Dann würde jeder Erwachsene wie ein Baby schreien und alle Emotionen in der Seh-Kunde offenbaren.
Damit wir dieses emotionale Zucht-Haus nicht wahrnehmen müssen, lassen wir uns:
Soziale Gerächtigkeit vorgaukeln;
Schmerzmittel geben;
Erzählen, dass perfekte Technik unser Leben erleichtert;
Täglich mit gigantischen Informationswellen überfluten;
Von gekünstelter Schönheit und perfektem Äußeren andocken, verführen, krank machen!

So sieht die verdrehte Welt heute aus, die sich jeder SELBST täglich NEU erschafft!

Dieser Plastik-Selbst-Wert ist keine wahrlichte Freude,

Die frohe Botschaft des Lebens ist der schöpferische Wert!

Wenn Sie auch die Nase von Ihrem Lebens-Theater voll haben, holen Sie sich

von Re-Light die Eintrittskarte für den direkten Weg in IHR

Paradies!

eMail an das SELBST!

Alle Cellen, alle Organe kommunizieren jede Sekunde miteinander, sonst könnte unser Körper, das Chemiewerk, gar nicht existieren.
Nur wir selbst hören und fühlen das nicht mehr, weil unsere Wahrnehmung mit Programmen überschüttet ist.
Alle gedanklichen Impulse kommen aus der eigenen erschaffenen emotionalen Datenbank.

Menschen haben Krebs und wollen eine „Chemotherapie" nehmen.
Indem sie das emotional denken, senden die Botenstoffe Informationen an das Gehirn, und das Hirn diktiert die Infos an jede Celle. Natürlicherweise erfüllt die Cell-Intelligenz jeden lebensbejahenden Auftrag!

eMail erfolgreich versandt, wirkt aber autoaggressiv, weil die Botschaft nicht aus der Wahrnehmung kommt, sondern aus dem Gehirn.
Da die Cell-Intelligenz niemals gegen sich selbst wirkt, fragt sie wie beim Hirn nach, ob dieser Auftrag wirklich ausgeführt werden soll!

Die eMail für die Cellen heißt: „Soll ich die Chemotherapie, die chemische Keule nehmen?"
Die Cell-Intelligenz antwortet: „Das bringt mich nicht weiter, kläre die Angst, den Atomar-Müll!"
Weil die Schwingung der Cell-Intelligenz nicht mehr wahrgenommen wird, sondern nur noch mit der Hirn-Schwingung kommuniziert, unterdrückt das Gehirn die Antwort der Cell-Intelligenz.

Der Diktator „Gehirn" übernimmt die eMail und antwortet aus dem gewohnten Programm.
Jede eMail landet erst bei dem Diktator auf dem Tisch und je nach installiertem Programm, werden die eMails sortiert.
Wenn der Diktator diktiert, befiehlt „Chemo nehmen" müssen die kontrollierten Cellen es ausführen!
Auf natürliche Weise werden die Cellen von der Cell-Intelligenz genährt und diese schöpferische Intelligenz wirkt NIE GEGEN SICH SELBST.

Die Cell-Intelligenz löst den Atommüll chemisch, ohne Fremdeinwirkung auf. Das Hirn hat diese Intelligenz nicht und sucht Hilfe von außen und knallt den Cellen die Chemokeule über. Das schafft noch mehr Durcheinander. Aber die Cell-Intelligenz lässt sich davon nicht beeindrucken, beirren und lebt auch in den vergifteten, getöteten Cellen weiter.
Diese Intelligenz nutzt immer das LEBEN - die Basis!
Wenn die Fremdeinwirkung dann immer wiederholt wird, löst sich die Cell-Intelligenz aus der Verbindung, aus der Abhängigkeit vom Hirn und lässt das dumm schwätzende Hirn einfach stehen - CELL-TOD !
Die Körperbotschaft der Cell-Intelligenz = Posteingang wird nicht wahrgenommen. Die Chance der Selbsterkenntnis wird zerschlagen und der Körper muss jetzt „scheinbar" gegen sich SELBST arbeiten.

Obwohl die Cell-Intelligenz weiß, dass es in Richtung Eigenvernichtung geht, muss sie diesem mörderischen Befehl der Diktatur folgen und den Krieg erleben. Identifiziert sich aber nicht damit, sonst gäbe es keine Cell-Erneuerung - die „leider“ NUR eine Kopie ist!
Das Bewusstsein, die Wahrnehmung widerruft den Befehl, doch da diese Intelligenz von dem Gehirn abgekoppelt ist, bestimmt NUR der Diktator.
Diktatoren reagieren fanatisch und wollen um jeden Preis vernichten - töten, ihre Macht durchsetzen für den Sieg!
Die schöpferische Wahrnehmung wird mit Angst vernebelt und in dieser 180 Grad-Verdrehung muss der Körper ausführen, was der Diktator befiehlt!

Die Körper-Intelligenz würde sich SELBST niemals zerstören!

eMail
Sie lesen die eMail "Chemo nehmen" wie im Computer noch einmal, machen sich die Emotionen bewusst, klären diese und damit hat der Diktator Gehirn keine Chance, dass er an die eMail kommt. So kann er kein Leid, keine Verletzung oder den Tod aktivieren! Die Fehl-Identifikation, die immer aus dem Gehirn gesendet wird, ist das große leidvolle Lebens-Drama aller Menschen!

SPAM Mails… eMail von Unbekannt!

Werden selten geöffnet, weil sie virenträchtig und gefährlich sind.

Sabine sieht im Lokal einen interessanten Typen, der sie neugierig macht.
In Sekundenschnelle erinnern sich die eigenen Botenstoffe, ihre Cellen reflektieren ihr eigenes Interessantes, was sie durch ihn sieht. Statt sich selbst damit nähren und erfüllen, sendet sie ihr Defizit „unbewusst“ an den interessanten Typ und die Mail „ich finde dich interessant“, aber mich nicht, ist abgeschickt.
Da sie das Interessante für sich niemals SELBST in Anspruch nehmen würde, projiziert sie das auf den fremden Typ, den sie nicht anspricht, weil das gefährlich sein kann…!
MAN weiß ja nie…!
Der Verstand sendet Alarm: „Sprich keinen Fremden an, distanziere dich, weil Absender unbekannt!“
Die wirklich gefährlichen emotionalen Täter sind Eltern, Partner, Kinder, weil die den Code des Anderen kennen und lenken Sie damit wie Marionetten!

Die Gedanken vom Massenbewusstsein sind im Internet die Viren!

Die Cell-Intelligenz ist schon ganz aufgeregt, will Erfahrung machen und Sabine fühlt Schmetterlinge im Bauch, aber drückt sie weg, genießt lieber Prosecco und telefoniert hektisch.
Statt die Schmetterlinge fliegen lassen, werden sie eingesperrt und NUR virtuell erlebt.
Dieser Cell-Druck ist unerträglich für den Körper, die Cellen verkrümeln sich, weil die Erfahrung, die die Cellen machen wollen, nicht von Sabine wahrgenommen genutzt wird.
Später wenden sie sich aggressiv gegen Sabine!
Sie hat zwar empfunden, aber nicht ge-nutzt, sich nicht erfüllt.

Mit solchen Kleinigkeiten sterben die Körper-Cellen!
Statt die Gefühle nutzen, konsumieren wir Ersatz-Schmetterlinge!

Geschichten, geschichtetes eMail

„Unbewusste eMail“ gedanklicher Postausgang!

Die klassische Nummer ist, dass sich jeder Mensch, spätestens ab 40, seine Zipperlein fürs Alter schafft.
Haben Sie Ihre eMail schon geschrieben - gesendet?

Der gesunde Herr Müller baut sich mit 45 Jahren sein Einfamilienhaus.
Er steht, mit seiner Frau im Arm, in seinem wunderschönen, neuen Wohnzimmer mit traumhaftem Naturblick und malt sich aus, wie er später ebenerdig mit seinem Rollstuhl hier ein- und ausfahren kann. Und dass in dem großen Wohnzimmer auch das Krankenbett genug Platz hat. Mit lachenden Augen strahlt er seine Frau an und begreift nicht, dass sie sich nicht mit ihm freut, sondern entsetzt und empört reagiert.

Das PASSWORT ist der Rollstuhl und das Krankenbett, womit seine Frau „unbewusst“ in Resonanz steht. Die Empörung und ihr Entsetzen steckt in ihren Cellen und muss sie emotional klären, dann verliert der Gedanke seine Kraft!
Da dieses beiden nicht bewusst ist, wird die Prophezeiung Wahrheit.
eMail - aktiviert gegen sich selbst!

Einige Jahre später hat Herr Müller einen schweren Autounfall.
Seine Hüften sind zertrümmert und er geht lange am Stock.
Er lässt sich im Krankenhaus reparieren und drückt seine Todesängste emotional noch tiefer weg!
Weil er jetzt noch was vom Leben haben will, beendet er seine erfolgreiche Berufslaufbahn vorzeitig. Dann erkrankt er an einer Leberzirrhose, und hat Blutungen in der Speiseröhre. Herr Müller fühlt sich todkrank. Das packt er wieder emotional weg und er lässt sich lange ans Krankenbett fesseln.
Jetzt altert er sichtbar schnell und erholt sich nicht!
Er wird ein alter, kränkelnder Mann.
Die nächsten Jahre sind mit Krankheit gefüllt, was ihn nicht wundert, weil er den Leber- und Nierenschaden ja von seiner Mutter geerbt hat. Er denkt, sein Leberschaden kommt von den Erbfaktoren und nicht sein seinem exzessiven Alkoholkonsum.
Seine Lebenslüge jagt seinen Blutdruck in solche Höhen, dass die angeschlagenen Nieren kapitulieren und er ins Koma fällt.
Mit 70 sieht der früher so lebenslustige Mann aus wie ein Greis!

Körper eMail - Posteingang
„Wenn ich mal im Rollstuhl sitze, habe ich in unserem schönen großen Wohnzimmer genug Platz"
Weil er seine gesendete eMail nicht liest, offenbart sich sein Körper immer wieder mit Krankheiten.
Er liest und bearbeitet seine eMails nicht und lässt sich von seinen selbst gesendeten Programmen zerstören.

Die Intelligenz der Körpercellen unterschätzt er komplett!
Er versteckt sich lieber hinter seinem Erbgut und spricht seine Eltern schuldig. Damit baut er wieder neue Programme gegen seine Eltern auf und eines Tages muss er mit ihnen die Suppe wieder auslöffeln. Die Ewigkeits-Datenbank gibt erst Ruhe, wenn alle Rächnungen mit Zins und Zinseszins beglichen sind.

Pausenlos blinken seine neuen Mails, doch er sucht sich Ärzte, die ihn wieder gut hinbekommen. Ihm sind seine Spielchen schon seit Jahren bewusst, aber er nährt lieber seine Symptome, statt dass er sich emotional reinigt und die Symptome für das Leben nutzt, suhlt er sich lieber im Leid und „genießt" die Krankheit.
Krankheiten haben immer den gleichen Sinn, Programme klären!
Der Körper weiß nicht mehr was los ist, ist desorientiert, wenn die Mails nicht abgerufen, gelesen und bearbeiten werden.

Herr Müllers PASSWORT ist der Schlüssel der Sehnsucht nach Zerstörung, damit er seine emotionalen Aggressionen nicht zeigen muss, und seine Frau dockt in Resonanz an, weil sie auf der gleichen Schwingungs-Frequenz ihr Angst-Programm „unbewusst" erlebt, und auch nicht zeigt.

Sie machen sich noch zehn Jahre beide krank. Am Ende ist ihre Lebensqualität komplett dahin. Beide haben ihr „Schicksal" gegen sich genutzt und müssen das jetzt aufgebaute Programm in der nächsten Lebens-Runde lösen.

Viel Spaß!

Herr Tetzlaf

erfüllt sich als Rentner seinen lang gehegten Wunsch!
Raus aus der Großstadt in die gesunde Luft und kauft sich ein rustikales Haus in der Eifel.
Da er sein Leben lang schwere körperliche Arbeit geleistet hat und im Krieg war, soll es ihm im Alter gut gehen.
In der aktiven Arbeitszeit hat er seine Schmerzen nie gezeigt!
Zähne zusammen und durch, ist sein Motto!
Er will in diesem ruhigen Haus seinen wohlverdienten Lebensabend genießen, obwohl es ihm jetzt schon gut geht.
Sein Lebenmotto ist: „Wenn ich alt werde, lässt die Luft nach, die Knochen werden gebrechlich, die körperliche Belastbarkeit ist dahin und ich muss einen guten Hausarzt in der Nähe haben. Ebenso wichtig sind Krankenhaus, Apotheke und Masseur!"

Seine Cellen schreien ihn an: „Lebe jetzt und finde jetzt Ruhe!"

So programmiert er seinen Leidensweg.
Sein Leid soll endlich sichtbar werden.
Sein schöner Körper im hohen Alter und sein verstecktes Leidprogramm sind so gegensätzlich, dass KEINER seine Beschwerden ernst nimmt.
Selten war ein so durchtrainierter, völlig fettfreier Endsiebziger am Horizont sichtbar!
Er klettert aufs Dach und wechselt die Dachziegel aus. Er gräbt selbst seinen Garten um.
Aktiv in jeder Richtung.
Doch seinen Kindern erzählt er, was er alles nicht mehr kann!
Keine zwei Stunden Autofahrt um die Kinder und Enkel besuchen.
Nicht in fremden Betten schlafen, weil es Rückenbeschwerden macht und er nicht schlafen kann.
Er hat jede Sekunde ALLES unter Kontrolle und bewegt sich 24 Stunden in einem disziplinierten Zeitrahmen. Immer um dieselbe Uhrzeit essen, schlafen gehen, aufstehen, einkaufen!
Wenn Jemand seine Zeitstruktur stört, gerät er in heftigen Stress, was sich in Herz Rhythmus Störungen zeigt.
Dann denkt er sofort an einen Herzinfarkt.
So hat er sich lebenslänglich kontrolliert und das hat gut funktioniert.
Dieses Trauma belastet ihn seit Jahren, und sein Umfeld nimmt ihn damit nicht mehr ernst.
Darunter leidet er am meisten, dass ist noch schlimmer als seine erdachten Wehwehchen.
Diese kerngesunde Erscheinung passt für die Anderen nicht ins Krankenhaus.
Er schreit fast achtzig Jahre nach Anerkennung!
Will in den Arm genommen werden… auch mal was haben dürfen… doch durch seine Erziehungsprogramme buttert er jede Art von Anerkennung runter.

Da die Cell-Intelligenz seine selbst erschaffenen Kontrollen nicht länger aushält, wird die Verhärtung als Herzinfarkt verdächtigt und er wird in die Klinik eingeliefert.

Endlich werden seine Beschwerden -seine Schwere– gesehen und ernst genommen. Der Verdacht bestätigt sich nicht und er nutzt die Krankenhauszeit, damit er komplett durchgecheckt wird. Er denkt, dass er vielleicht Darmkrebs hat oder andere lebensbedrohliche Krankheiten.

Da seine Zipperlein nie gehört, geachtet werden, sucht er jetzt nach handfesten Fakten!

Glücklicher Weise gibt es jetzt doch eine Diagnose.
Sein Blut ist ZU dick und das muss behandelt werden.
Somit ist der Beweis vollbracht, dass er kein Psychopath ist.
Im Krankenhaus darf er ein bisschen kuscheln, was er sich sonst so nicht erlaubt!
Er nimmt fleißig seine Tabletten und ist bemüht, dass die Nebenwirkungen auf dem Beipack brav erfüllt werden.
Jetzt wird er komisch!
Dieser kontaktfreudige Mann will seinen 80. Geburtstag nicht feiern, weil ihm die Aufregung Herzprobleme machen könnte!
Jetzt ist er kauzig und verdreht alles, damit er endlich nachweisbar leiden kann.

Das PASSWORT heißt: Alt werden, Knochenbrüche, Anerkennung, Aufmerksamkeit!

Körper eMail
Herr Tetzlaf hat mit seinem Motto „Durchhalten" seine Cellen verhärtet.
Die Cell-Intelligenz hat ihn immer wieder erinnert, dass er seine wunderschöne Art, seinen schönen Körper fühlen, streicheln und wahrnehmen soll.
Da seine moralischen Programme im Gehirn das nicht erlauben, hat er seine Cellen in dieses Muster einbetoniert. Da lässt er keinen dran, weil sonst sein Herz in Wallung kommt.
Die „Herz Rhythmus Störungen" schreien: „Brich den Beton endlich auf und befreie uns", doch das will er bis heute nicht hören.
Krankheiten sind für ihn zum Leiden da – nicht fürs Erlösen!
Somit waren mal wieder 80 Jahre umsonst, ungenutzt!
Wie traurig die Körpercellen sind, kann Herr Tetzlaf in dieser betonierten Wahrnehmung nicht erfassen, nicht wahrnehmen!

Das PASSWORT ist „Durchhalten", damit seine Defizite aus dem „Unterbewusstsein" der Angehörigen genährt werden.
Die Familie, seine Frau interessiert seine Jammerei gar nicht und hält in Resonanz, genau so gut durch, wie er selbst. Deshalb muss er sich immer kranker denken, in der Hoffnung, dass er den Code mit den ANDEREN bricht.
Da die anderen immer noch nicht mitmachen, muss er noch kranker werden und legt sich ins Krankenhaus, damit er drei Streicheleinheiten bekommt. Scheinbar bekommt er seine erhoffte, sehnsüchtige Anerkennung erfüllt, aber nur aus dem Defizit. Genau damit füttern er und seine Frau ihre Cellen.

Der BENUTZERNAME ist, im Krankenhaus betüddelt werden, streicheln, Zärtlichkeiten bekommen, seine Ruhe haben, wahrgenommen werden, angefasst werden, gepflegt, vom Arzt gesehen und angesprochen, eben genau das, was er daheim nicht bekommt. Er bleibt so lange es geht und bucht auch diese erdachte „fruchtbare Ernte" ins Defizit.
Den Code hat weder er noch in „Resonanz" seine Frau genutzt und geknackt!

Liebe… bis dass der Tod uns scheidet!

Mit 18 suche ich mir einen Mann, der mich heiratet, damit ich von daheim weg komme.
Ich bin sofort schwanger und wir heiraten.
Eine wirkliche Ehe und Familie erlebe ich nicht, da mein Mann in einer anderen Stadt studiert. Wir sind mit einem anderen Ehepaar eng befreundet und verbringen fast jedes Wochenende mit ihnen.
Als unsere Tochter zwei Jahre ist, bekommt die Frau von diesem Paar ein Baby.
Nach einem Jahr fährt der Vater gegen einen Baum. Tödlicher Autounfall!
Am gleichen Tag gesteht mir mein Mann, dass er der Vater von diesem Einjährigen ist.
Das kann doch alles nicht wahr sein, ich begreife die Welt nicht mehr und lasse mich scheiden.
Ich habe so die Nase voll von Männern und lebe einige Jahre allein mit unserer Tochter.
Acht Jahre später verliebe ich mich in Frank!
Ich habe einen sicheren Job und er sagt mir sofort, dass er unbedingt ein Kind von mir will.

In Inez kommen Zweifel und sie schickt die eMail ab: Soll ich deshalb meine sichere Existenz aufgeben? Nicht... dass mir noch einmal das gleiche passiert!

Das PASSWORT ist der Zweifel und die eMail arbeitet, damit ihr das wieder passiert!

Doch meine Sehnsucht nach Familie und Harmonie ist so groß, dass ich weich werde und mich für Familie entscheide.
Unser Sohn Max wird am 04. Mai geboren und noch am gleichen Tag gesteht mir mein Mann, dass ich „einen Versuch“ wert war!
Er wollte unbedingt das Kind mit mir - nur mich nicht!
Es ist nicht klar, ob er mit Männern oder Frauen leben will!
Ich bin völlig fertig. Kein Job, kein Geld, ein Mann, der mich nicht will und jetzt zwei Kinder.
Kurz darauf kommt mein Trotz… es reicht… jetzt erlöse ich meine Gefühls-Sehnsüchte in meinem eigenen Job und eröffne eine Kinderboutique.

Das PASSWORT ist die große Sehnsucht nach Liebe, Familie und Harmonie. Frank nimmt das in Resonanz wahr, nutzt die Frequenz für sein Defizit der Sehnsucht nach Liebe und Familie, und beide Defizite docken an.
Da Inez und Frank in gleicher Frequenz schwingen, findet keine Partnerschlacht statt, obwohl sie sehr gekränkt und verletzt ist.
Die Spannung löst sich, sie trennen sich, doch der Code ist nicht geknackt und beide werden neue Partner finden, mit denen sie diesen Code knacken können.

Ein halbes Jahr später habe ich einen schweren Unfall und laufe Monate an Krücken.
Mein Knie ist kaputt und jetzt ziehe ich aus und trenne mich endgültig von Frank, damit nicht noch mehr passiert.
Da er ein super Vater ist, einigen wir uns darauf, dass unser Sohn drei Tage bei seinem Vater lebt und vier Tage bei mir.

Das ist für Max, für mich und für ihn eine super Lösung und so achten wir uns!
Jetzt lebe ich seit zwei Jahren mit meinem Sohn Max und meiner großen Tochter allein ohne Partner.
An einem wunderschönen sonnigen Maitag gehe ich von der Bank wieder in mein Geschäft, schaue verträumt in die Sonne und genieße die warmen Sonnenstrahlen.
Dieses Gefühl erinnert mich an kuscheln, in den Arm nehmen, Geborgenheit - Wonne PUR.
Ich schaue mir sehnsuchtsvoll die Menschen an und zwei blaue Augen treffen mich.
Ich bleibe STEHEN... ER bleibt stehen... wir schauen uns an und ich weiß, den habe ich hier noch nie gesehen!
Whow... was für ein MANN!
Er lächelt mich an und ich freue mich, dass er lächelt.
In diesem Augenblick verliebe ich mich!

Gleiches PASSWORT wie vor Jahren. Sie muss das so lange erleben, so viele Partner treffen, bis die Sehnsucht erlöst ist!

Ich wandele wie auf Blumen gebettet in mein Geschäft und sage meiner Kollegin: „Ich habe gerade einen ganz tollen Mann gesehen, der ist bestimmt nicht von hier, der kommt sicher aus Westdeutschland!"
Dieses Glücksgefühl schwingt in mir viele Tage weiter und ich suche ein halbes Jahr lang auf der kleinen Straße nach ihm.
Vergebens... ich sehe ihn nicht.
An einem Novembernachmittag gehe ich mit meinem Sohn ins Geschäft und zwei Minuten später betritt E R mein Geschäft und sagt: „Endlich habe ich sie gefunden! Würden sie so furchtbar freundlich sein und mit mir am Freitag Abendessen!"
Es ist Freitag der 13. November!
Dieser charmante Traummann, genauso wie ich ihn immer in meinen Phantasien gesehen habe.
Er wählt ein wunderschöne romantisches italienisches Restaurant.
In diesem Moment sind all meine Wünsche erfüllt.

PASSWORT ist Verwöhnen - genießen - ungestillte Sehnsucht!
Da beide tief im Defizit verwöhnt, versöhnt sind, funktioniert der Köder!

Er weiß genau, was ich mag und sagt mir, er kennt mich schon 30 Jahre.
Ich schmelze dahin und schaue des Öfteren auf seinen Ehering. Dann frage ich ihn nach seiner Ehefrau. Er beteuert, dass die Ehe schon seit Jahren kaputt ist, er aber seine Frau im Moment nicht verlassen kann, weil ihr Vater gerade im Sterben liegt.
Komisch, mein Vater liegt auch gerade im Sterben!
Wir sehen uns jeden Tag, gehen viel spazieren, essen in feinen romantischen Restaurants.
Er verwöhnt mich im Bett. NUR an den Wochenenden hat er für mich keine Zeit. Freitag mittags ist Schluss mit lustig und montags ab 10.00 Uhr ist er wieder da. Das geht ein Jahr so und ich verdränge, dass er am Wochenende Familienvater ist.
Im September hat mein Sohn Schulanfang. Er hat mir versprochen, dass er bis dahin seine familiären Dinge regelt.
Zwei Tage vor dem Schulanfang ruft er mich an und sagt mir, dass seine Frau genau in dieser Zeit den Familienurlaub gebucht hat.
Am Telefon bekomme ich Schweißausbrüche, mir ist ganz schlecht und meine Kollegin ruft ihren Mann in der Klinik an und sagt ihm, dass ich direkt komme.
Die Diagnose heißt: Nierenbeckenentzündung.
Der Arzt sagt: „Morgen ist die Schuleinweihung deines Sohnes, ich lege dich jetzt an den Tropf bis heute Abend, und dann bist du morgen für deinen Sohn fit!"
Die ganze Nacht breche ich die Medikamente aus und morgens kommt der Notarzt und weist mich offiziell in die Klinik ein.
So verbringe ich den Schulanfang meines Sohnes in der Klinik.
Nach einer Woche Familienurlaub meiner Art hat sich so eine Wut in mir aufgebaut, dass ich der Frau von Bernd einen vier Seiten langen Brief schreibe.

Aus Wut, dass Bernd nicht den Schulanfang ihres Sohnes erleben will, legt sie sich trotzig ins Krankenhaus, weil sie als harmoniesüchtige Familienglucke nicht als allein erziehende Mutter da stehen will. Weil sie das aus Rache und Abrechnung tut, macht sie eine Minus-Rächnung mit Bernd und mit ihrem Sohn auf. Und sie bucht die vielfache Rache mit Zinseszins in ihr Cellmillieu.

Ich schildere seiner Frau die wunderschöne Romanze mit ihrem EHE Mann. Danach ruft sie mich direkt an!
Sie erzählt mir, dass sie seit langem ahnt, dass er eine Freundin hat, aber es nicht wahrhaben wollte.
Bernd sage ich, dass ich ihn nicht mehr sehen will.
Trotzdem ruft er mich täglich an und kommt in mein Geschäft.
Nach zwei Wochen ist die Wut vorbei und die Sehnsucht macht alles wie vorher.
Das geht wieder ein Jahr, nur mit dem Unterschied, dass es mir noch schlechter geht.
Ich hoffte, dass ich mit dem Gespräch der Ehefrau unsere Beziehung öffentlich gemacht habe.
Genau das habe ich nicht geschafft.

Also weiter wie gehabt.
Montags bis freitags Honeymoon – Samstag, Sonntag Familienprogramm.
Mittlerweile sitze ich nur noch daheim und warte auf meinen Herzensprinzen. Vernachlässige meine Freunde, benehme mich launisch und panisch.
Rufe meinen Freund an und provoziere ihn, dass ich auch am Wochenende seine Prinzessin bin. ER legt auf!
Mir gibt er das Familiengefühl in der Woche, indem er nach Max fragt oder mit ihm spielt.
Als ich mich dann völlig runterwirtschaftet habe und er komplett Macht über mich hat, halte ich es nicht mehr aus.
Doch ich weiß nicht, wie ich aus diesem Liebes- und Teufelskreis komme!

Dann erzählt mir meine beste Freundin was von einem Insel Trip, ich frage sie: „Wie Insel Trip, was machen die denn da?"
Sie sagt: „Das weiß ich auch nicht genau, aber danach ist alles anders und mein Leben bekommt SINN!"
In mir ist ein Saatkorn gepflanzt und ich will es wissen.
Ohne dass ich weiß, worauf ich mich einlasse, melde ich mich für einen „Vier Tage Kurs" auf Mallorca an.
Am ersten Tag schaue ich in die Runde und denke, ich bin hier falsch.
Was soll ich hier, was mache ich hier? 90% sind Krebskranke, die wissen ja, warum sie hier sind. NUR ich… ich habe doch nichts!
Am nächsten Tag spricht mich Elisa das erste Mal an und fragt mich, wer für mich der wichtigste Mensch ist?
Ich sage ihr: „ICH". Sie antwortet: „Das glaube ich DIR nicht!
DU bist komplett kontrolliert." ICH KONTROLLIERT?
Ich bin doch immer sooo nett!
Dann bilden alle einen Kreis und schubsen mich heftig hin und her.
Elisa sagt: „Dein Kontrollsystem ist so knallhart massiv, so kommen wir da nicht dran." Dann nimmt mich Stefan mit seinem stahlharten Body von hinten unter seinem Arm und schleudert mich im Kreis. Bingo… jetzt lösen sich unbewusst meine Kontrollsysteme und ich finde mich schreiend am Boden wieder.
Von JETZT an ist alles anders!
Stefan schaut mich an und staunt: „Booh… was für Augen!"
Mein Nebelschleier ist gelüftet.
Ich sehe nach zwei Tagen das erste Mal die Menschen, die um mich herum sind.
Stunden später schlägt meine beste Freundin mit brutaler Wut auf mich ein.
Elisa sagt: „Inez, steh wenigstens auf." Ich weiß überhaupt nicht, was die von mir will. Nach einigen heftigen Schlägen sehe ich rot vor Wut, jetzt reicht es mir und ich schlage auf sie ein. Selbsterhaltungstrieb!
Wehren - schlagen - Selbsterhaltung - wehren - schlagen - Selbsterhaltung!
Dann kommt der Break – die chemische Auflösung und Elisa sagt: „Kerstin, was wolltest du immer von Inez haben." Kerstin sagt: „Die Sanftheit, die Besonnenheit, die Sinnlichkeit, die

Gelassenheit = BENUTZERNAME! Und was wolltest du von deiner besten Freundin haben, Inez?“ Power und Kraft = BENUTZERNAME!

Die unbewusst heimliche Macht – der Code - ist gebrochen.
Beide sind erschrocken und gehen sich aus dem Weg.
Jetzt ist alles offen gesprochen und die DICKE FREUNDSCHAFT ist für Stunden geplatzt!
In ihrem Doppelzimmer können sie ja nicht ausweichen!

Vorm Schlafengehen sagt Kerstin: „Ich zahle doch nicht so viel Geld, dass ich nach dem Kurs mit meiner besten Freundin nicht mehr rede. Das machen wir morgen noch einmal auf.“ „Ich weiß ja sowieso nicht, warum du so brutal auf mich losgegangen bist.“ Dann sagt Kerstin: „Ich mache das schon seit meiner Kindheit! Wenn ich mich bedroht fühle oder Verlustängste wittere, schlage ich verbal und blind mit Fäusten um mich!“
Wir begreifen beide nicht was passiert ist und schlafen erschöpft ein.
Am nächsten Morgen will ich es wissen.
Ich gehe als erste mit Elisa ins Cell Cleaning und erlebe in meinen Cellen silberne Glitzersteine. Sie sagt: „Inez fass sie an!“ Ich will sie berühren und sie rutschen mir durch die Finger. Elisa sagt: „Siehst du Inez, so rutschen dir gerade deine Werte weg!“ Dann erlebe ich eine panische Angst Attacke und reinige die Cellprogramme.
Mich entzücken die vielen Glitzersteine die in meinen Cellen sind und die ich kaum ertrage.
Ich fühle mich wohl… wohl… wohl!
Nach diesem Erlebnis sehe ich Kerstin mit anderen Augen, mit meinen Glitzeraugen.
Jetzt ist alles klar und alle Unverständnisse von gestern sind beantwortet.
Am letzten Tag fühle ich mich das erste Mal… WIRKLICHT!
Meine Körpercellen sind wunderschön klar - prall voll!
Ich fliege heim und mein Freund erwartet mich am Flughafen.
Ich sehe ihn und er sagt eifersüchtig: „Du strahlst so!“
Ich erzähle, erzähle, erzähle die ganze Autofahrt!
Er erträgt das zwei Stunden, stellt meinen Koffer ab und geht direkt nach Hause.
Ab jetzt ist a l l e s anders!

Ich lasse ihn seine so wichtigen Dinge tun und ich lebe wieder mein Leben!
Das passt ihm gar nicht, denn jetzt sitze ich auch in der Woche mit Freunden im Restaurant, gehe ins Kino, ins Theater, fahre nach Köln und erlebe immer neue Facetten von mir.
Er kommt ins Restaurant und kontrolliert, mit wem ich ausgehe und geht wieder, oder ruft daheim an, ob ich auch wirklich allein bin.
Jetzt erlebe ich die Kontrollanrufe, die ich früher bei ihm getätigt habe.
Er will mich wieder so haben… wie früher - leidend - abhängig!
Als er spürt, dass das nicht möglich ist, redet er mit mir oft über seine Lügen, seinen Tod und fleht Gott an, dass er bald vom Leben erlöst wird.
Seine Lebensqualität ist für ihn unerträglich.
Er glaubt an Reinkarnation und sagt mir, dass er mich im nächsten Leben heiratet.

Ich sage ihm dann: „Der liebe Gott holt dich nicht aus deiner Sackgasse, dass musst du selbst tun. Sonst hat dein Glaube an die Reinkarnation ja gar keinen Sinn."
Er bewundert meine jetzige Art, er himmelt mich immer mehr an, will immer mehr Zeit mit mir haben und sagt, er geht den bewussten klaren Weg nicht mit mir.
Erst im nächsten LEBEN!

Ich bleibe meiner neuen Lebensart treu, genieße noch nie da gewesenen Erfolg im Geschäft und meine charismatische Ausstrahlung, die ALLE anzieht.
Nur Bernd erträgt mich so nicht.
Er wird immer depressiver!
Als er sich immer mehr verliert, reicht er die Scheidung ein und will jetzt schon mit mir leben, statt im nächsten Leben!
Ich erkenne seinen Strohhalmeffekt und sage: „Nein!"
In meiner Klarheit spüre ich direkt die Köder seiner Spiele.
Als er mich haben konnte, wollte er mich nicht.
Jetzt, wo ich mein SELBST erfülltes Leben lebe, erträgt er mich nicht.
Ich fordere ihn auf, dass er an sich arbeitet oder sich behandeln lässt.
Nein, er tut nichts und leidet lieber weiter.
Den Bernd will ich nicht mehr!
Die Distanz geht sechs Monate und dann bringt er mir einen riesigen Strauß weißer Rosen.
Zwei Tage später, am 13. Mai, besucht er mich in meiner Wohnung.
Wir trinken gemütlich Kaffee, naschen Mozartkugeln und er erzählt mir, dass er seinen 50. Geburtstag am Wochenende mit seinen Töchtern... in Salzburg feiert.
Wir empfinden beide das Ende unserer wunderschönen Liebe und ich wünsche ihm eine schöne Zeit! Ich fordere meinen Wohnungsschlüssel und er sagt erschrocken: „Bekomme ich den wieder?"
Ich sage: „ NEIN!"
Am nächsten Morgen, der Tag vor seiner Fahrt nach Salzburg, klingelt mein Telefon und seine Tochter sagt mir: „Frau Köster, ich wollte ihnen nur sagen, dass mein Vater gestern einen tödlichen Autounfall hatte!"
Ich antworte ihr: „Ich weiß!"
Ich wusste, dass etwas passiert!
Er hat ja oft genug davon geredet!
Unsere Liebe ist gestorben… meine Liebe ist geboren!

Kerstin hat den BENUTZERNAME Sinnlichkeit, Gelassenheit mit ihrer Freundin Inez genutzt und den Code geknackt, indem sie sich emotional eingelassen und ihre Wut, den Druck, erlebt hat.

Inez BENUTZERNAME ist Power und Kraft, die sie „unbewusst" hat, aber nicht erkennen will und dafür be-nutzt sie ihre Freundin, die Power zeigt, aber nicht wirklicht dran glaubt, weil sie sich „unbewusst" schwach fühlt. Beide docken in Resonanz im Power Defizit an und damit verlieren beide noch mehr Kraft.

Beide haben den Code geknackt, ihr BENUTZER Programm geklärt und jetzt sind sie echte Freundinnen, die offen miteinander communicieren.

Projektionen bringen keine Erfüllung, weil beide aus dem Defizit handeln!

Das ist die Dummheit der Projektion!

Mein Leben als Prinzesschen

Ich bin ein absolutes Wunschkind!
Meine Eltern mussten vier Jahre auf mich warten.
Als ich dann auf dem Weg in Mamas Bauch bin, projizieren sie alle guten Eigenschaften auf mich.

Meine Mutter gibt mir die Intelligenz meines Vaters.
Mein Vater gibt mir die Schönheit meiner Mutter.

Damit ist das PASSWORT Schönheit und Intelligenz geprägt und das ungeborene Baby ist in Resonanz manipuliert! Das ungeborene Baby sendet das gleiche PASSWORT!

Also habe ich mich von Anfang an wie eine Prinzessin benommen.

Die Geburt ist königlich, in der Wiege benehme ich mich vorbildlich, ohne Geschrei und Unannehmlichkeiten.
Meine frechen roten Haare und die süßen Sommersprossen verzaubern alle.
Meine Eltern haben sich wirklich mit mir ihren Wunsch erfüllt.

Ich trage immer besonders modische Kleidchen.
Als sich der Schulsprengel ändert, werde ich aus meiner gewohnten Klasse genommen, der Prinzessin passt das nicht und heult sich bei den Eltern aus.
Die setzen alle Hebel in Bewegung und bereits am nächsten Tag sitzt Prinzesschen wieder an ihrem gewohnten Platz.

Bei meinem Status weiß ich, wie ich mich durchsetze.

Das PASSWORT heißt: Macht, Prinzessinnen Status und die Eltern müssen flott reagieren.

Alle Kommunionskinder tragen weiße lange Kleidchen, und ich, als Prinzesschen, gehe modisch mit einem kurz berockten Kostümchen voran, doch meine Mama macht mir immer so scheußliche Frisuren.
Sie will immer, dass ich ganz besonders aussehe!
Immer das Beste!

In den höheren Klassen tyrannisiere ich meinen Vater mit Mathematik, weil mich Mathe nicht interessiert.
Mein Vater ist Lehrer und erklärt seiner Prinzessin, in Engelsgeduld, Mathe.
Ich Monster, zetere und schreie meinen Vater an, weil er in meinen Augen so dumm ist und mir Mathe nicht erklären kann. Ich weiß ja, wie ich meinen Vater um den Finger wickele.

Als Teenie will auch Prinzesschen in die Disco. Damit mir nichts passiert, kommt Daddy um 1.00 Uhr im Schlafanzug und holt das Töchterchen wohlbehütet ab.
Bei meiner Mutter finde ich immer sofort den Knopf, womit ich sie auf 180 bringe, doch einmal übertreibe ich und betitele sie als „blöde Kuh“. Das ist selbst für sie ZU viel und es setzt die erste Ohrfeige meines Lebens.
Was Prinzesschen natürlich mit stundenlangem Schmollen quittiert, bis Mamas schlechtes Gewissen groß genug ist.
Prinzessinnen wissen was ihnen gebührt und nutzen die Sonderstellung ihrer Macht gnadenlos aus. Die Untertanen sind so überfordert und hilflos, dass sie nur noch springen. Falls das mal nicht funktioniert, werden sie mit königlicher Ignoranz bestraft und das funktioniert immer!
Daheim und in der Schule beherrsche ich die Spiele meisterhaft und habe das Bedürfnis, dass ich mich von Mama und Papa befreie.
Die ersten Spielchen mit den Jungs werden akzeptiert und dann, mit 18, sehe ich in der Disco einen jungen Mann. Er spricht mich an, doch ich lasse ihn abblitzen.
Er nicht dumm, organisiert sich meine Adresse und so steht er eines Tages mit einem großen Rosenstrauß vor meiner Tür.
Ich lasse die Tür öffnen, Mama sagt mir, wer draußen steht, und ich sage: „Schick ihn wieder weg!“
„Der hat so schöne Rosen dabei, rede doch wenigstens mir ihm.“
Damit nimmt das Unglück seinen Lauf, ich lasse mich mit ihm ein.
Anfangs verbündet er sich mit meiner Mama.
Nach kurzer Zeit merkt sie, dass er mich nicht standesgemäß behandelt.
Auf einmal ziehe ich kurze Röcke an, trage hohe Schuhe, gehe abends lange weg, schlafe bis mittags und werde immer patziger.
Nach drei Jahren gibt es einen heftigen Streit zwischen meiner Mutter, meinem Freund und mir.
Mama sagt ihm: „Meine Tochter ist nicht mehr meine Tochter, wenn sie noch länger bei dir bleibt!“
Ich vermittle lange zwischen den Beiden und dann entscheide ich mich für meinen Freund.
Ich studiere Kommunikationswissenschaften und wohne von montags bis freitags daheim, am Wochenende bei meinem Freund!
Dann organisiere ich einen Urlaub mit ihm. Er sagt mir, dass sein Pass gültig ist.
Eine Stunde später, als ich den Urlaub gebucht habe, sagt er mir, dass sein Pass doch nicht gültig ist, und so schnell bekommt er auch keinen neuen. Das beschert mir einen mittelschweren NervenZUsammenbruch und ich vergreife mich an der Schlaftablettendose meiner Mutter.

PASSWORT ist Drohung, Macht, damit es nach Prinzesschens Nase geht.

Dann ruft er an und besänftigt mich, dass er das mit dem Pass in Ordnung bringt. Daraufhin fahre ich schlaftrunken nach ihm, weil ja Freitag ist. In seiner Wohnung streiten wir uns so heftig wegen seiner Playboyheftsammlung, dass ich noch mitten in der Nacht heimfahre.
Ich vermute seit langem, dass er mich betrügt.
Als ich den Beweis endlich gefunden habe, zerreiße ich seine Playboyhefte und besprühe seine Wohnungswände.
Er soll endlich begreifen, dass eine Prinzessin anders behandelt wird und ich gehe.

Bis dato habe ich die Vorteile einer Prinzessin genutzt und jetzt merke ich immer mehr, dass dieser Status auch Nachteile hat.

Ich setze mich so unter Druck, dass ich bei Allem immer die Beste sein muss. So studiere ich ganz schnell, damit ich den Status erfülle.
Arbeite nebenbei beim Radiosender in einer anderen Stadt, damit ich gleich nach dem Studium, im Job, Erfolg habe.
Eine Prinzessin muss erfolgreich sein. Sie muss perfekt sein, sie muss immer schön sein, anständig sein, nie aus dem Rahmen fallen, und die an sie gestellten Erwartungen mit Bravour erfüllen.
Ich funktioniere vollautomatisch, mache und tue, und dann breche ich mir die Wirbelsäule an.
Das zwingt mich zwei Wochen ins Krankenbett und zwei Monate ins Korsett. Ich lasse mir die Bücher fürs Studium ans Bett bringen und bereite mich auf den Abschluss des Studiums vor, schließlich ist die Wirbelsäule nur angebrochen.
So ein bisschen wirft eine Prinzessin nicht aus der Bahn.
Nach meinem erfolgreichen Studium suche ich mein Glück wieder in der Partnerschaft.
Die nächsten Partner sind auch nicht besser, nur die Schlachten sind kürzer. Dann habe ich endlich den standesgemäßen Mann, der mich auf Händen trägt. Er ist zwei Meter groß, hat einen super Job und erfüllt mir jeden Wunsch.
Nur ich habe keine Wünsche mehr - das ist anstrengend!
Ich moderiere im Radio, dann arbeite ich bei der Zeitung und weiß, dass das auch nicht meine Berufung ist.
Ende zwanzig weiß ich nicht mehr, was ich mit meinem Leben anfangen soll.
Wo ist der Sinn des Lebens?
Was macht mein Leben interessanter?
Ich habe schon immer die Idee, dass Prinzessinnen irgendeinen besonderen Auftrag in der Welt haben. Nur meiner ist mir abhanden gekommen.
Anfang 30 verabschiede ich mich von meinem Prinzessinnenstatus und nehme mir einen Mann mit Kind.
Vielleicht ist ja das die Erfüllung!
Obwohl Flo schon vergeben ist, tue ich alles, dass ich ihn bekomme.
Endlich habe ich den Mann, den ich mir gewünscht habe.
Es ist eine sehr gefühlsbetonte Zeit, und das Einzige was jetzt noch fehlt, ist die Märchenhochzeit.

Das PASSWORT ist Macht, Langeweile und Überdruss und damit lebt sie den Gegenpol von dem Prinzessinnenstatus. Als sie sich als Prinzessin feiert, unterdrückt sie ihr langweiliges Leben und jetzt in der gelebten Langweile unterdrückt sie den Status der Prinzessin. Beide Pole schwingen auf der gleichen Frequenz, und damit sind sie gleichwertig. Das alte Programm mit ihren Eltern ist langweilig geworden und jetzt dockt sie bei einem Mann an, der in Resonanz „bewusst" langweilig ist. Sein Köder ist, dass er liiert ist und nun ist sie gut beschäftigt, damit sie ihre Dumpfheit verdeckt und nicht ertragen muss.

Wir planen den Hochzeitstermin für Juli und im Januar spüre ich beim Duschen einen Knoten in der Brust. Erst kommt ein leichtes: „Och, was ist denn das“, und lebe weiter wie immer. Der Arzt hat bei der Untersuchung Zweifel und schickt mich ins Krankenhaus.
Hier erfahre ich die Diagnose, „Brustkrebs“!
Das haut mich um!
„Das gibt es nicht, die spinnen doch alle.
Mit 32 geht das nicht“!
Aus Angst mache ich alle Untersuchungen und alle Therapien, die mir empfohlen werden.
Nach der Brustamputation und während der Chemotherapie weiß ich, dass es jetzt endgültig mit der Prinzessin vorbei ist, weil es eine Prinzessin ohne Brust, ohne Haare nicht gibt.

Statt Aufmerksamkeit bekomme ich jetzt Mitleid.

Flo nimmt die Kämpferstellung ein und sagt: „Das packen wir schon.“ Meine Mutter tröstet mich mit: „Die Medizin ist heute so gut, es gibt sicher bald das Krebswunderheilmittel und alles wird gut.“
Ich verarbeite die Chemo wirklich prinzesschenhaft.
Das Aussehen ist dahin, aber die Würde, die Starre als Prinzessin halte ich.
Ich gehe weiterhin arbeiten und mache alles so normal wie möglich.
Sprechen im Radio geht ja, da merkt ja keiner wie ich ausschaue. Da sieht mich ja keiner, wie ich mit Kopftuch über dem Mikrofon hänge. So läuft es dahin.
Als die Chemo und Bestrahlung vorbei sind, heirate ich endlich meinen Flo!
Nach der Hochzeit kommt die erste Kontrolluntersuchung und ich fühle mich erleichtert.
Als die zweite Kontrolluntersuchung näher rückt, kommt die Angst wieder hoch und ich flattere.
Das Ergebnis sind Metastasen und ich muss erkennen, dass Chemo und die vielen Bestrahlungen den Krebs nicht besiegt haben.
Dann suche ich mein Heil in der Alternativ-Medizin.
Jetzt nehme ich vor dem Aufstehen eine Selentablette!
Nach dem Aufstehen Vitamin C!
Beim Frühstück Vitamin E und Zink!
Beim Mittagessen Calcium!
Am Nachmittag wieder Vitamin C!
Am Abend eine grüne, eine blaue, eine rote Pille!
Doch sicher macht mich das nicht.
Ich glaube nicht an so einen Stundenplanerfolg und gehe sicherheitshalber wieder ins Klinikum zur Bestrahlung.
Dort treffe ich eine Ärztin, die mir Schwarzkümmelöl empfiehlt, was ich für Mediziner schon sehr ungewöhnlich finde, und sie hat noch was Nettes für mich, und zwar das Buch von Eva Sanders. „Ach nee, nicht schon wieder ein Buch. Ich habe schon so viele Bücher von und über Krebs. Es reicht!“
Trotzdem lese ich es...
Ich will ja nichts unversucht lassen!

Das Buch zeigt mir einen Weg, der mich neugierig macht.
Ich organisiere mir die Adresse und höre was von Cell Reinigung.
Als ich das erste Mal mit Elisa telefoniere, vibriert mein ganzer Körper.
Im Gespräch fühle ich mich erwischt, ertappt und weiß, dass alles wahr ist, was sie mir am Telefon sagt.
Da muss ich hin!
Auf einmal treten die ganzen kranken Gedanken in den Hintergrund und ich organisiere meine Reise. Hier geht es nicht mehr um die Heilung meines Krebses, hier geht es wirklich um mich, um MEIN LEBEN!
Das ist was komplett Neues und gibt mir Perspektiven.
Ich fühle mich nicht mehr so verloren.
Im Cell Cleaning hole ich all meine Lügen und Machtspiele aus dem Unterbewusstsein ins Bewusstsein und erkenne die verletzten Machenschaften der süßen Prinzessin.
Eine Prinzessin verletzt andere, weil sie sich nicht achtet, und erntet in Resonanz nur Missachtung.
Jetzt renne ich nicht mehr dem Sinn des Lebens hinterher, sondern erlebe den Sinn des Lebens in jeder kleinsten, emotionalen Kleinigkeit.
Heute organisiere ich mich und erschaffe selbst, was ich früher einfach geschehen lassen habe.

Heute nutze ich meinen Beruf als Fernsehmoderatorin bewusst für mich, zeige mich in allen Facetten, die ich früher versteckt hatte.

Jetzt lasse ich Prinzessin - Prinzessin sein und starte ins Leben!

Danielas PASSWORT ist die gedachte Identifikation mit dem unerfüllten Prinzessinnenleben. Sie hat Angst vor der Leere und aus Hilflosigkeit findet sie in Resonanz ihre Familie und Partner, die dieses Programm bedienen.
Weil auch sie ihre eigene Hilflosigkeit und Leere im „Unterbewusstsein" verdrängen, brauchen sie Daniela, damit ihnen ihre eigene Angst, Leere und Hilflosigkeit bewusst wird und umgekehrt. Wenn sie das emotional nutzt, lösen sich die Programme auf und ALLE befreien, entbinden sich von der ewigen Familie-Bande.
Daniela hat viele Emotionen aufgebrochen, ihr Umfeld sortiert un viele Verstecke entdeckt.
Doch in letzter Konsequenz hat sie ihre alten Spuren der Lustlosigkeit nicht 100% gelöscht und das „positive Leben" oft mit Bewusstmachen verwechselt.
Ich habe viele „scheinbare Prinzessinnen" erlebt, die ihren „scheinbaren Status" nicht im Kern aufgegeben und diese Frequenz weiter als Manipulation benutzt haben!
Dieses verdrehte Spiel kann NUR im TOD enden!

Ich habe mein Leben versteckt

Wenn ich so an mein Leben denke, kenne ich NUR Arbeit und Sorgen der Familie.
Wir hatten nie Geld und ich musste im alten bäuerlichen Schwaben funktionieren.
Ich musste mit meiner Mutter die Frauenarbeit erledigen. Meine vier Brüder arbeiteten mit meinem Vater draußen auf dem Feld und im Stall. Ich durfte nie mit meinem Vater aufs Feld, was ich viel lieber gemacht hätte.
Das ist für ihn Männersache.
So wurde ich in das Frausein gepresst. Dienen... dienen… dienen… und mich demütigen lassen.
Ein Mädchen ist in unserer Familie nichts wert.
Nur Männer, die noch schwerer arbeiten können haben einen Mehrwert.

Das PASSWORT ist der mangelnde Wert als Frau.
Sie will lieber Mann sein, damit die sich als Frau nicht ertragen muss und sie merkt nicht, dass die auch nur dienen… nur auf dem Feld!

So suche ich immer einen Weg, damit mein Vater mir Anerkennung gibt.
Ich will auch so viel Wert sein, wie meine Brüder.
Weil mich keiner sieht und hört, halte ich den Mund und mache mich unsichtbar.
So entwickelt sich mein Leidensweg… jahrelang!

Obwohl es so gruselig daheim ist, will ich nicht von daheim weg. Ich will unbedingt im Dorf eine Ausbildung als Sekretärin machen. Doch meine Eltern sagen: „Eine Sekretärin ist nichts wert und verdient wenig Geld.“ Dann suchen sie mir meine Ausbildung als Kinderkrankenschwester. Meine Eltern kennen die Klinik sehr gut, weil meine Schwester behindert und oft in der Klinik ist.
Sie gehen mit mir in das Vorstellungsgespräch, managen alles, führen mit den Nonnen das Gespräch und ich sitze wie eine Unmündige eingeschüchtert daneben.

Das PASSWORT ist ihre „unbewusste“ Frauen-Verachtung. NONNE!
In Resonanz dockt sie mit der Mutter an!

Schon am gleichen Tag bestätigen sie mir die Einstellung. Meine Mutter hat ihnen klargemacht, dass ich ja viel und hart arbeiten kann, viele Geschwister habe und mich mit Krankheit auskenne.
Diese Arbeit macht mir überhaupt keinen Spaß. Schon wieder nur putzen… putzen… putzen und die Kinder versorgen.
Alles wie daheim…
Ich arbeite sehr viel, aber lustlos... nur weil ich meinen Eltern den Gefallen tue.
Meine behinderte Schwester stirbt ein Jahr später… ohne Ankündigung.
Oh Gott, jetzt ist sie gestorben!
Jetzt holen sie mich nach Hause und schon wieder Druck und Stress.
Damit drehe ich mein Adrenalin so hoch, dass der Stress mein Lebensinhalt wird.

Doch ich bleibe in der Klinik und als ich dann viel Geld verdiene, ist mein Vater endlich stolz auf seine Tochter.
Wie komme ich aus der Abhängigkeit meines Elternhauses raus?
Mein Vater sagte immer: „Du verdienst so viel Geld, das musst du sparen.“ Ich will aber nicht sparen, ich will die schönen Seiten des Lebens kennen lernen!
Ich gehe in einem schönen Restaurants essen, mal tanzen.
In der Disco lerne ich dann neue Freundinnen kennen und male mir mein graues, tristes Leben bunter. Die Farbenfreude darf ich daheim nicht zeigen oder erzählen, weil ich Angst habe, dass wieder geschimpft wird.
Wieder die alte Leier anhören: “So kommst du nie weiter!
So kommst Du nie ZU was!
Verschwenderische Menschen erreichen nie was…!”
So lebe ich jahrelang in dem Versteckspiel und packe meinen Druck in die Blase.
Immer wieder Blasenentzündung und Harnleiterverengung.
Meine Eltern haben mich immer in der Hand, weil sie mich an jedem freien Tag und am Wochenende nach Hause zum Arbeiten holen.
Es wartet immer viel Arbeit auf mich.
Mit 26 habe ich das so satt und nehme mir einen Freund als Alibi.
Der muss natürlich den Vorstellungen meines Vaters entsprechen.
Groß, gut angezogen, supertollen Job haben, viel Geld verdienen, also ein Versorger. Der Inhalt ist egal, Hauptsache viel Geld für die Versorgung einer Familie.
Die Verpackung stimmt, nur der Inhalt ist ein Betrug.
Aber das nehme ich auch noch in Kauf, Hauptsache, ich muss am Wochenende nicht nach Hause fahren.
So quäle ich mich auf eine neue Weise durchs Wochenende und bezahle dafür.
Beim genauen Hinsehen hat er weder Job noch Geld. Er sieht einfach gut aus und macht nur seine Dinge. Er ist immer irgendwo, ich zahle, und er hat nie Zeit für mich.

Das PASSWORT ist wieder die Verachtung als Frau.

Er macht sich ein schönes Leben und ich zahle alles.
Hauptsache nicht nach Hause, dafür ist mir jeder Preis recht!

Als ich die Demütigungen endlich beende, treffe ich Peter.
Ich fahre in die Disco, sehe einen großen, schlanken, gut aussehenden, beweglichen Mann. In der Disco spreche ich ihn an und wir verlieben uns.
Die weite Entfernung und sein Job erlauben uns nur die Wochenenden.
In den fünf Monaten erkenne ich, dass ich wieder auf so eine Verpackung reingefallen bin. Meine Illusionen sind dahin und dennoch muss ich es diesmal schaffen.
Ich will ihn haben!
Irgendwie schaffen wir das schon mit dem Ganzen!
Welchen Druck ich mir mache sehe ich wieder an meinen ewigen Blasenentzündungen.

Ich mache ja wieder was, was ich eigentlich nicht will. Ich weiß genau, dass es nicht passt, dass es nicht stimmig ist mit Peter.
Meine Eigenlügen und mein Selbstbetrug sind mir immer direkt klar, aber ich habe sie wieder verdrängt, schiebe sie bei Seite.
Nach fünf Monaten dränge ich mich in eine große Entscheidung.
Bevor ich wieder eine Männerpleite erlebe, plane ich mit Peter eine ZU-Kunft in voller Harmonie. Gucke nach einem neuen Job, alles läuft super und zwei Wochen bevor ich meinen alten, super gut bezahlten Job kündige, knallt es.
Es ist der 15. Januar und abends um acht 8.00 Uhr ruft mich seine Mutter an, weil es ja kurz vorm Wochenende ist, und erzählt mir, dass Peter morgens um 6.00 Uhr einen schweren Autounfall hatte.
Er wurde aus dem Auto geschweißt und mit dem Hubschrauber in die Klinik geflogen. Mehr weiß sie auch nicht.
Sie weint und ist voller Sorge.
Ich kann es nicht fassen und sitze regungslos da.
Nur meine Gedanken spinnen rum…
Warum ich schon wieder?
Was soll das?
Was ist da passiert?
Und ich weiß nicht, was ich tun soll. Ich fühle mich hilflos. Soll ich arbeiten gehen oder lieber nach Peter in die Klink fahren?
Am Donnerstag packe ich dann, wie immer fürs Wochenende, meine Tasche.
Am nächsten Morgen treffe ich meine Chefin auf dem Parkplatz und erzähle ihr von Peters Unfall. Sie schickt mich gleich los in seine Klinik und ich brauche heute nicht arbeiten. Das erstaunt mich! Das habe ich nicht erwartet!
Ich zittere vor Angst, weil ich jetzt dahin fahren muss.
Um 8.00 Uhr morgens komme ich bei seinen Eltern an, die bei Kerzenlicht beten und weinen, sich große Sorgen machen.
Ich stehe wieder da und weiß wieder nicht, was ich tun soll.
Mich schwach zeigen, oder emotional fühlen ist für mich nicht drin!
Als ich die Todesstimmung nicht länger aushalte, fahre ich in Peters Klinik.
Es ist ein komisches Gefühl eine Klinik erleben, wo ich nicht arbeiten muss.
Jetzt fühl ich mich betroffen, jetzt geht's um was, jetzt reicht meine Kontrolle nicht aus, und ich habe Beklemmungen, Todesangst.
Betrete die Intensivstation und sehe Peter beatmet im Koma liegen.
So eine Scheiße… puh!
Ich setze mich neben sein Bett und alles bricht weg.
Jetzt ist wieder alles dahin... meine Ideen, meine Planung mit Peter, meine harmonische ZU-Kunft.
In dieser Sekunde fällt alles in ein schwarzes Loch.
Wieder...
Warum ich?

Was hat das für einen Sinn?
Komm ich denn da nie raus und nie weiter?
Es ist unerträglich!
Ich fordere die Krankenakte und ein Gespräch mit dem Chefarzt.
Dann lese ich die Diagnose… Querschnittslähmung!
Dann wieder… nein das kann nicht sein!
Das passt mir jetzt nicht!
Diese Diagnose ist für immer. Da kann ich nichts mehr machen!
Querschnitt ist Querschnitt und bleibt Querschnitt!
Das werde ich nie mehr los! *So schnell funktioniert die Identitäts-Falle...*
Nein das brauche und will ich nicht.
Ich nicht...

Nach einer Stunde halte ich es nicht länger aus und verlasse betäubt die Klinik.
Bis jetzt waren ja immer die Anderen krank und jetzt ist es auf einmal ein Teil von mir. Das verkrafte ich nicht.
Ich habe keine Idee wie ich damit umgehe. Das kenne ich nicht!
Bis jetzt habe ich alles getan, damit ich nie krank werde.
Und jetzt das…!
Verdammt noch mal… Scheiße, mein erdachter Versorger ist weg!

Jetzt ist mir klar, so ein Mann versorgt mich nicht mehr!
Ein Krüppel kann mich nicht versorgen!
Es geht hin und her in meinem Kopf.
Verlasse ich ihn… oder bleibe ich
Verlasse ich ihn… oder bleibe ich… immer wieder!
Meine Gedanken können nichts anderes mehr denken.
Ihn verlassen ist die einfachste und eleganteste Lösung für mich.
Nur meine Position als Krankenschwester erlaubt mir das im Moment nicht.
Was denken DIE?
Die Anderen denken, das kann sie doch nicht machen!
Sie weiß doch, wie sie ihn versorgen muss!
So suche immer weiter nach Ausreden.
Wir kennen uns ja erst fünf Monate und ich weiß so wenig von ihm.
Vielleicht wäre es doch nicht gut gegangen?
Vielleicht ist es doch der Falsche?
Wir brauchen eine größere, rollstuhlgerechte Wohnung… und ich muss wieder für zwei arbeiten.

Das PASSWORT ist Angst vor Krankheit und Behinderung. In Resonanz damit arbeitet sie als Krankenschwester, weil sie „unbewusst“ die Kranke, Behinderte ist.
Jetzt erlebt sie IHRE Existenzängste - Ihre “unbewusst” gespeisten Programme!

Ich kenne ihn nur vom Wochenende und immer waren seine Eltern dabei. Nicht einmal krank habe ich ihn ganz für mich. Die Eltern hocken immer da und nehmen ihn mir weg. Ich sage wieder nichts, ertrag und entferne mich immer mehr. Er braucht mich ja gar nicht wirklich. Er hat ja seine Eltern.

Die Eltern drängen mich in meine Position als künftige Schwiegertochter.

Das macht es mir noch schwerer – ihn verlassen – ihm sagen, dass ich das alles nicht will!

Ihm Tag und Nacht helfen, dass wird ein unerträgliches Leben!

Ich warte vier Monate, bis es ihm besser geht und dann breche ich mein Schweigen.

Dann trenne ich mich von Peter und seiner Familie.

Fühle mich erleichtert, wieder frei und dennoch lassen mich die Schuldgefühle und Plagen nicht in Ruhe.

Mein Leben ist zwar scheinbar leichter, aber nicht besser!

Das Furchtbarste ist, dass ich in der Klink beichten muss, dass ich ihn als Behinderten verlassen habe. Ich erwarte, dass sie auf mich einprügeln und mich schuldig sprechen. Aber nein... sie sagen: „Das ist gut für dich (uns), das hätte ich in deiner Situation auch getan“!

Sie trösten mich und alle haben auf einmal Verständnis!

Ohhh... wie denken die denn heute?

Warum haben die so viel Verständnis?

Es ist unfassbar - unglaublich! So etwas kenne ich nicht!

Meine Chefin kümmert sich sehr um mich und bietet mir alternative Wege an, damit ich wieder Kraft und Selbstvertrauen bekomme. So mache ich mich auf die Suche nach der Erfüllung und den Sinn meines Lebens.

Ich probiere viele esoterische Methoden aus, doch ich merke schnell:

Nee... das ist nichts für mich!

Ich laufe und suche... suche... suche...!

Ein Jahr später mache ich meinen Kontrollanruf bei Peter, ob es ihm auch wirklich gut geht. Er sagt: “JA, es geht mir sehr gut!”

Bloß er macht sich um mich wirklich große Sorgen, ob es mir gut geht.

Er hat große Angst um mich, ob ich das psychisch verkrafte.

Was will der denn, wie kann ein Kranker sich Sorgen um mich Gesunde machen.

Später mache ich eine Tanztherapie.

Hier geht es nur um mich und ich fühle MICH das erste Mal. Nur nach einiger Zeit erkenne ich: Für mich ist das nicht intensiv genug.

Also suche ich weiter.

Ich weiß ja, dass ich alles bekomme was ich will und denke, ich muss nichts mehr tun.

Was ich brauche, kommt von Selbst.

Dann ruft Peter an und erzählt mir, mit was er sich beschäftigt.

Die Sache macht mich hellhörig!

Er erzählt von seiner Mallorca Erfahrung und dass er sich endlich als Mensch wahrnimmt, obwohl er von anderen als Behinderter gesehen wird.

Jetzt weiß er, dass er sich nicht länger mit der Behinderung identifizieren muss.

Er sprüht voller Leben und weiß jetzt, was er tut, trotz seiner Situation.

Für mich mal wieder unfassbar! Wie er das so einfach macht!
Er lädt mich in einen Schnupperkurs nach Köln ein und ich wundere mich.
Das erste Mal nach Jahren, wo ich mit ihm als Behinderten, was mache!
Er holt mich ab, fährt mich nach Köln und auf dem Weg fühle ich unsere Distanz… oder ist es meine Verlegenheit?

Meine Gedanken rasen: Wie viele Dinge noch ungesprochen sind.

Wie soll ich mit so Einem reden?
Hoffentlich verletze ich ihn nicht!
Warum fährt der selber Auto?
Scheiße... wieso geht es dem so gut?
Er erzählt mir tausende Dinge, was er alles macht!
Wie viel Zeit er sich für sich nimmt!
Für mich hatte er nie Zeit.
Er muss nicht arbeiten, hat trotzdem genug Geld und genießt sein Leben!
Das stinkt mir… toll aus dem Leben geschlichen!
Ich denke, Unfall, behindert, sicheres Renteneinkommen… und ich… muss ackern und rechnen.
Er fährt nach München, geht in die Disco, geht mitten in der Woche am helllichten Tag Kaffeetrinken. Hat Spaß… so eine Frechheit!
Was erlaubt sich DER… vom Nichtstun!
DER NICHTSNUTZ...!
Eigentlich war Peter doch immer ein Versager!
Der hat doch keinen meiner Wünsche erfüllt und jetzt als Behinderter macht er Dinge, die ich mir mein Leben lang wünsche und mir nicht leisten kann.
Nach fünf Stunden Fahrt bin ich fix und fertig und er steigt gelassen aus seinem behindertengerechten Auto und ist super drauf. Er hat alles im Griff und hat sich super organisiert. Er fährt einfach souverän mitten in Köln galant vor das tolle Hotel.
Booh… was der alles kann!
Dann nehme ich mir aus Sparmaßnahmen ein Doppelzimmer mit ihm!
Peter kennt schon viele im Kurs und mich setzen sie dann in die zweite Reihe. Die spinnen wohl, was soll das… ich kenne das doch, Peter hat mir doch schon alles erzählt!
Irgendwann sagt Elisa: „Peter kläre deine Dinge endlich mit deiner EX Freundin!“ Peter fordert mich auf, dass ich mich vor ihn stelle und ihm in die Augen schaue.
Blackout… mir laufen die Tränen, spüre die jahrelange Last, schlechtes Gewissen und mir brechen die Beine weg. Peter nutzt das für sich, damit er seine verdrängte emotionale Bindung mit mir löst.

Peter knackt seinen Code, PASSWORT: Frauen verletzten ihn!
In Resonanz erlebt Gerda mit Peters Offenheit ihren Selbstbetrug!

Ich weiß nicht, was abläuft, ich kann hier nichts verstehen, nichts kontrollieren, ich kapiere das nicht und Peter macht einfach.
Für mich ist diese komische Emotion nicht greifbar und fühle mich nackend, hilflos.
Ausgeliefert?
Nein, das ist es nicht...
es ist ein anderes komische Gefühl, was ich bis heute nicht erlebt habe.
Es passiert sehr viel und ich mache mir Gedanken, wie es möglich ist, dass die jahrelange unerträgliche, emotionale Last in zwei Minuten einfach von mir abfällt.
Das gibt es doch nicht! Ich muss das doch begreifen!
Abends im Bett reden wir über alles, wofür wir vorher nicht fähig waren.
Ich habe mich einfach nicht getraut, weil jeder für den Anderen gedacht hat und verletzt war.
Dann will ich es selbst wissen und buche den Kurs.
Ich sitze auf meinem Stuhl wie fest genagelt und traue mich nichts sagen.
Nach drei Tagen reicht es Elisa und sie scheucht mich von dem festgeklebten Stuhl. Sie fragt, womit ich mich betäube. Ich sitze da wie unter einer Käseglocke und verpenne drei Tage. Jetzt geht es auch für mich los und ich lasse mich in Emotionen schleudern. Ich stelle mich, ich bewege mich, endlich tue ich was und löse mein dumpfes Betäubungsmittel chemisch auf.
Jetzt gibt es mich… jetzt bin ich da…!
Ach, das ist das Gefühl, was ich bei Peter nicht verstehen konnte.
Ich fliege wach nach Hause und nehme meine Welt das erste Mal wirklicht wahr.
Ich bin da... mich gibt es wirklicht!
Bin super wach und kläre meine Altlasten… auch mit Peter.
Wir haben jetzt ein schönes freundschaftliches Miteinander und eine intensive Zeit. Ich erlaube mir jetzt meine Dinge fordern.
Ich fliege einfach mitten in der Woche für vier Tage nach Ibiza. Erlebe die Männerwelt leichter und endlich macht es Spaß. Genieße mein Frausein und lasse mich ganz ein mit dem verdrängten abgelehnten Männer-Gefühl!
Mein Strahlen spürt jeder und meine Umwelt begreift es kaum.
Freundinnen erleben mich viel präsenter. Ich erlaube mir juchzend Dinge tun, die mir Spaß machen und Leichtigkeit bringen.
Das leiderfüllte, pflichtbewusste, qualvolle Leben habe ich erlöst und jetzt bin ich bereit, dass ich mich auf meine wahren Gefühle einlasse.
Das geile Gefühl von Freiheit ist toll und die sexuellen Verbote, diese Lust, lebe ich in vollen Zügen. Die habe ich ja schließlich zwanzig Jahre hinter Schloss und Riegel erdacht und NIE erlebt.
Schon mit 18 Jahren hatte ich meine sexuellen Tagträume, nur erleben durfte ich die nie. „Meine Eltern haben mir diese Hurerei verboten."
Ich weiß jetzt endlich was ich will!
Ich erlöse meinen Job, den ich immer gehasst habe, es war ja auch nicht meine Wahl.
Die Illusion stirbt, dass ein Mann mich mit Geld und Familie, von meinem unerträglichen Job erlöst.
Ich tue es Selbst und kündige. Dafür trage ich jetzt SELBST die Antwort!

Dann habe ich das Gefühl, dass ich schwanger bin. Ich weiß genau, da stimmt was nicht, mache einen Arzttermin und er sagt mir: "keine Schwangerschaft!"
Aber Mediziner wissen das ja, die machen den ganzen Tag ja nichts anderes und ich muss ihm glauben!
Monate später ist mir das alles so komisch, unheimlich und ich mache einen neuen Termin. Der Arzt macht extra noch einen Ultraschall und sagt: „Sehen sie die Gebärmutter ist leer, da ist nichts drin. Sie sind 100%ig wirklich nicht schwanger. Glauben sie mir, ich sage ihnen noch einmal, sie sind nicht schwanger!"
Ich beruhige mich, wieder fällt eine Last von mir ab.
Zwei Wochen später brauche ich eine Krankmeldung und suche eine internistische Praxis auf. Die Ärztin gibt mir direkt eine Krankenmeldung mit irgendeiner Diagnose, die ich mir ausgewählt habe. Ich sage ihr, vielleicht bin ich ja doch krank weil mir heute Morgen wirklich schlecht war und mein Bauch formt sich so komisch.
Sie macht einen Ultraschall und plötzlich erschreckt sie:
„HHH... da schlägt ja ein Herz, sehen sie das?
Ich sehe das ganz deutlich, da schlägt ein Herz, und da ist ein Beinchen, und da eine Wirbelsäule und der Kopf.
Sie sind schwanger!"
Black out... Was, der hat doch gesagt, 100% nicht schwanger!
Zwei Wochen vorher… und jetzt ein riesengroßes Kind?
Am nächsten Tag rase ich früh morgens in die gynäkologischen Praxis und erzähle das dem Doc.
Der reagiert erschrocken, glaubt mir nicht und macht noch eine Untersuchung.
Er steht fassungslos vor mir und sagt: „Da muss ich ein Black out gehabt haben, ich mach den ganzen Tag nichts anderes, als Schwangerschaften feststellen, immer im kleinsten Stadium."
Ich weiß, dass er einen super guten Ruf in der Stadt hat!
Wir sind beide erstarrt und ich verlasse unter Schock die Praxis.
Was soll ich jetzt tun?
Welchen Sinn soll das haben?
Job gekündigt, NUR ein One Night Stand und jetzt ein Baby im Bauch.
Keine Krankenversicherung, keinen Versorger… Nichts!
Booh… habe ich gut und perfekt verdrängt!
Zu spät für die Abtreibung... dann gebe ich das Kind direkt nach der Geburt weg!
Am Anfang glaubte ich Elisa meine gegantische Verdrängung nicht, aber jetzt ist mir klar, wie verdreht intelligent und blöd ich verdränge, damit ich weiter leiden darf.
Dann besuche ich Elisa und sie macht mir die Resonanz mit meinen Eltern bewusst!

Danach ist mir klar was mir am meisten Angst macht:
Es ist die Angst vor meinen Eltern - ich habe meine Ängste verschlossen und sie jahrelang in meine Eltern projiziert!

Erst im sechsten Monat erkennt der Arzt meine Schwangerschaft, damit ich nicht länger vor meinen Eltern weglaufen kann.
Ich habe meinen Eltern die ganze Geschichte mit Peter verschwiegen.

Meine Eltern durften nie wissen, was ich tue, habe keine Liebschaften erzählt, kein Vergnügen, keinen Spaß erzählt, weil das Geld kostet und verboten ist.
Ich habe nur Dinge erzählt, die meine Eltern stolz machen.

Alles NUR auf die Eltern projiziert, in Wahrheit spricht sie immer NUR von ihrem eigenen Cell-Müll!

Jetzt kann ich nicht länger schweigen!
Ich danke dem ungeboren Baby in meinem Bauch, dass ich mich jetzt meinen Eltern in aller Wahrheit stellen muss!
Ich nehme meine selbst erschaffene Situation an, decke alles Verdrängtes auf und nehme meine Eltern jetzt ohne die selbst erschaffene Projektionsfläche ganz anders wahr.

Auf ins Leben!

Zwei Monate später bringe ich eine süße gesunde Tochter in die Welt und freue mich sehr auf die Zeit mit ihr. Die gebe ich nicht mehr weg.

Gerda hat sich erdacht, wie ihre Eltern reagieren. Es sind Ihre Gedanken, ihre Emotionen!
Weil sie ihr eigenes verkorkstes Frauenbild nicht geklärt hat, projiziert sie ihr „Unbewusstes“ auf die Eltern. Sie denkt, dass die Eltern so verkappt und streng sind. In Wahrheit sind es ihre Gedanken aus ihrer Datenbank, aus ihrem „Unterbewusstsein“!
Genau so reagiert sie bei Peter. Es ist ihre „unbewusste“ Behinderung, die sie einsperrt. Als sie Peter sieht und erkennt, dass er seinen Behinderten-Code bereits geklärt hat, ist sie sauer und unverschämt, weil ihr „unbewusster“ Behinderten Code noch ungeklärt ist.
Das ungeborene Kind hat sich so intelligent versteckt, weil es sonst abgetrieben worden wäre und weil Mama erst den Job kündigen musste.
Als das passiert, und die Abtreibung nicht mehr möglich ist, zeigt sich das Baby im sechsten Monat, weil es jetzt erst sicher ist, dass es auch bei Gerda leben darf.
Der Erzeuger will nichts von dem Kind wissen und Gerda hat schon eine Tätigkeit, die ihr Spaß macht und die mit dem Kind vereinbar ist.
Wie intelligent ungeborene Babys sind!

Die Reise in mein tot - sicheres Leben…

beginnt mit 5 kg 200 Gramm und 59 cm Länge in der neutralen Schweiz.
Das beweist, dass ich mir viel Platz in meinem Leben nehmen muss.
Ich habe eine bunte Familie. Meine Mutter ist französisch sprechend. Meine Großmutter ist Französin. Mein Großvater Schweizer, mein Vater ursprünglich Deutscher, der andere Großvater Deutscher und meine andere Großmutter Halbjüdin.
Ich sehe meine Mutter als eine nach außen gerichtete Frau. Sie will alle Kinder im Griff haben. Mein Bruder und meine Schwester hat sie total unter ihre Fittiche genommen, nur mich bekommt sie nicht!
Es hat mich immer gestört, dass sie mich so haben will, wie ich nicht bin.
Eines Tages ziehen wir einfach von Basel nach Ennetbaden, obwohl ich nicht weiß, warum. Sie reißen mich mit acht Jahren einfach aus meiner schönen Umgebung. Den Schock beweine ich eine Woche lang. Ich will wieder mit meiner Freundin in Basel spielen. Ich weine so doll, bis meine Mutter mitweint.
Sie ist so verzweifelt und weint, bis ich aufhöre.

Das PASSWORT: Macht und Einsamkeit.

Dann kommt ein Brief von meiner Baseler Schulklasse. Die Adresse ist, Herr von Rechenberg, Oberarzt, Baden. Meine Mutter lacht und sagt: „Nicht Oberarzt, Chefarzt!“ Da ist mir klar, warum wir gezügelt waren.
Von dieser Sekunde an verstehe ich alles, und füge mich in die gesellschaftliche Rolle einer Chefarzt-Tochter. Von da an bin ich die Tochter meines Vaters.
Auch der Name “von Rechenberg” verpflichtet mich doppelt in den gesellschaftlichen Rahmen. Somit ist der Grundstein meines sicheren Lebens gelegt.
Als ich neun Jahre bin, schockt mich mein Bruder damit, dass er nicht mehr isst. Dieses ewige Theater am Tisch, immer das Thema Essen, Tag und Nacht, ist zum Kotzen. Meine Mutter erzählt mir: „Du musst das Verhalten von Nicolaus verstehen, er ist krank!“
Ich leide mit ihm und er wendet sich immer mehr ab.
Ich habe doch nichts Böses getan und verstehe die Welt nicht mehr.
Das geht acht Jahre so, und mit der Zeit suche ich immer mehr die Schuld bei mir. Ich glaube, ich habe etwas ganz Furchtbares getan. So wird nur EINE behandelt, die ganz doll Böses tut.
So verliere ich mich immer mehr und suche immer tiefer nach dem Grund und finde ihn nicht.
Nicolaus hat mich in der Hand und ich funktioniere als seine Marionette.
Mich als Beatrice gibt es nicht mehr, ich fühle mich schuldig.
Ich kann mit Niemanden sprechen.
Nach Außen muss die Familie den vornehmen Rahmen weiterhin beibehalten, doch meine Mutter wird immer hilfloser, meine Schwester zieht aus und mein Vater widmet seine ganze Zeit den Patienten und seinen Studenten.
Inzwischen ist er Professor und genießt seinen gesellschaftlichen Rahmen auf bescheidene Art.
Er war nie protzig, er ist edel!

Als er gar keine Zeit mehr für mich hat, liege ich abends im Bett und stelle mir vor, dass ich eine seiner Patientinnen bin. In meiner Phantasie bin ich immer die tapferste Patientin, damit er mich wenigstens sieht.
Das ist die einzige Möglichkeit, dass ich seine Nähe erlebe, fühle!
Irgendwie spürt er wie ich leide und sagt: „Wir können nicht ein Kind für das andere opfern!"
Dann schickt er Nicolaus in ein Internat, wo er abhaut und wieder bei uns vor der Tür steht.
Das geschieht zwei, drei Mal, bis er in einer Alpinen Mittelschule seine Matura besteht.
In dieser Zeit stirbt mein hoch geehrter Vater an einer Hirnblutung und lässt mich einfach allein.
Erst geht mein über alles geliebten Bruder und dann verliere ich meinen hoch verehrten Vater.
Das kann doch nicht sein… so eine Kapazität… stirbt einfach weg!
Die nächste Woche bin ich dran… das weiß ich genau.
Gott hat völlig versagt, ich will nichts mehr vom „lieben Gott" wissen.
Er hat mich so verletzt und zu tiefst getäuscht. Schluss… Aus… Amen!
Vater ist für mich einfach lebendig verschluckt worden.
In diesem Totenjahr sterben drei geliebte Menschen... meine zwei Großmütter und mein Vater!
Von meiner Mutter entferne ich mich, weil ich denke, die stirbt auch.
Ab jetzt lasse ich mich nie mehr auf meine Gefühle ein... fertig!
Ich weiß, wenn ich das noch einmal tue, überlebe ich das nicht mehr!
Mit fünfzehn beginnt die Suche und endet…

Diese ganzen Geschehnisse lassen mich mein Leben lang nie mehr zur Ruhe kommen.
Ich lebe auf zwei Gleisen weiter.
Ein Gleis heißt Funktionieren, Weitermachen, Kämpfen, nicht Aufgeben, mich wehren.
Das andere Gleis ist die unendlich tiefe Trauer, der Tod!

Das PASSWORT ist die gehobene Gesellschaft, in der Gefühle nur kontrolliert und nicht gezeigt werden dürfen und es kein Leben gibt.
Beatrice hat in Resonanz auch ihr Leben versteckt und braucht diese Familie, dieses Schicksal, damit sie an ihre „unbewussten" Emotionen kommt. Der Tod ist ihr näher als das Leben, doch sie denkt, dass das Leiden und die versteckte Trauer von ihrem Vater kommt.
Wenn sie ihre Cell-Datenbank aufräumt, und sie erlöst, dann kommt sie in ihrem eigenen Leben an und freut sich mit ihrer Erkenntnis, ihres Lebens.

Das Leben von Beatrice ist mit Vater gestorben"… und jetzt geht der Kampf los!
Ich gehe in die Wirtschaftsmittelschule, mache das Handelsdiplom, laufe meiner Freundin nach ins Lehrseminar, bestehe das Patent, studiere zwei Semester Germanistik, und dann ist Endfeuer.
Doch das stimmt alles nicht... denn die SUCHE bleibt!
Dann gehe ich in die Psychoanalyse wegen meiner Panikattacken.
Sobald mehrere Menschen da sind, erlebe ich Phobien.
Die Psychoanalyse hat mich beruhigt, doch nicht geheilt.

Mir fehlt der Kern der Sache.
Ich lasse ihn nicht an mich heran, ich will ja nicht neu verletzt werden.
Mit fünfundzwanzig träume ich immer noch von einer Familie und einem lieben Mann.
Dann treffe ich Marcel. Seine Berührung ist so besonders. So hat mich noch nie ein Mann berührt. Nicht mal mein Vater.
Es ist alles anders.
Er ist Lehrer, wohlbehütet, und wir gründen eine Familie.
Beni kommt zur Welt und zwei Jahre später Christine.
Ich könnte glücklich sein, doch nichts löscht die tiefe Trauer in meinem Herzen. So geht es neun Jahre...
Dann entdecke ich die Kinesiologie und höre das erste Mal, dass ich für mich schauen muss. Das erleichtert mich. Ich steige voll ein. Mache Kurse, meine Schüler in der Schule kommen mir näher, aber mein Mann kommt mit meiner Selbstständigkeit nicht klar. Er will weiter meine mütterliche Fürsorge haben, doch ich entscheide mich für mich.
Danach fällt er in eine Depression.
Er sagt, etwas in seinem Herzen sei gerissen und er schießt sich sechs Monate später ins Herz.
Ich sitze auf Toilette und denke, er hängt irgendwo.
Ich höre einen Knall…!
Ich öffne die Tür zum Estrich, sehe Rauch hinter der Tür und seine Füße.
Jetzt ist klar… er ist tot!
Die Kinder sind nicht im Haus und mir ist bewusst, wie haarscharf ich an meinem Tod vorbeigekommen bin.
Abends vorher fragt er mich noch: „Wie hast Du es…?“
Ich antworte ihm… g u t!
Heute weiß ich, dass war meine Rettung.
Wenn ich „s c h l e c h t“ geantwortet hätte, könnte er mich nie allein zurücklassen und hätte mich mit erschossen.
Er wollte tot – sicher sein, dass ich allein durchkomme.
Unterdessen erbricht meine Tochter, die bei meiner Mutter ist.
Meine Mutter ruft mich an und sagt: „Ich weiß nicht was los ist!
Christine ist so schlecht, sie bricht die ganze Zeit!“ Ich sage ihr: „Ich weiß warum. Ihr Vater hat sich eben erschossen.
Ich hole meine Kinder bei dir ab.“ Meine Mutter sagt: „Comment… mais!“
Ja, so ist es!
Ich nehme die Kinder und fahre meine Freundin, eine Kinesiologin, besuchen. Wir reden und weinen miteinander, und ich sage meinen Kindern alles.

Von diesen Moment an kann Christine wieder Süßmost trinken!

Beatrice PASSWORT ist der Tod, die Trauer um ihren Vater, um ihre geliebten Menschen, die sterben. In Resonanz sucht sie sich einen depressiven Mann, der sie wieder an ihre versteckten „Todesängste“ erinnert. Erst wenn sie ihre „unbewussten“ Emotionen freiwillig aufbricht, ist sie von diesem Drama erlöst.

Dann mache ich mich als Kinesiologin selbstständig, habe eine Praxis, meine Kinder und einen Hund.
Mein Leben wird farbiger und ich lebe auf, weil ich jetzt mein Leben endlich, mit vierzig Jahren, selbst entscheide.
Ich komme immer näher an mich selbst heran.
Dann lese ich einen kleinen Bericht von Eva Sanders in der Zeitung und ich interessiere mich. Schneide den Artikel aus und lege ihn weg. Meine Schwester fragt mich nach einem Weihnachtsgeschenk. Ich weiß nichts, aber ich habe vor längerer Zeit so eine Buchinfo bekommen. Das wäre was. An Weihnachten schenkt sie es mir und ich lege es weg.
In den Sportferien nehme ich Bücher mit und lasse dieses Buch liegen bis es so schneit, dass ich auch dieses Buch lesen muss.
In einem Tag ist es gelesen und ich weiß, ich lerne diese Elisa Dorandt kennen.
Vier Wochen später sitze ich in ihrem Kurs und erlebe mein blaues Wunder.
Ich verstehe überhaupt nichts mehr. Ich fühle mich so verwirrt. Das ist so was brutal anderes, obwohl ich tiefe Liebe erlebe.
Elisa lässt sich nicht von meiner brutal geschützten Gefühlswand abhalten. Sie ist die Einzige, die sich da rantraut. Es sah sehr brutal aus und die Steine der dicken Gefühlsmauer lösen sich auf einfachste Weise der Liebe.
Jetzt erinnere ich mich! Als ich fünfzehn war, fing die Suche an… jetzt hört sie auf!
Drei Jahre später lebe ich selbst die LIEBE

Wer so vom Schicksal geprügelt wird, hat sich als Lebensauftrag genau diese Dinge gewählt, damit in der ewigen Datenbank aufgeräumt wird.
Die Resonanz zeigt den Lebensweg.
Damit sie ihre Datenbank klärt, verliebt sie sich in einen Professor, der ihr jede menge dumme Spiele zeigt! Sie nutzt diese „väterliche“ Sehnsucht und klärt ihre Emotionen!

Cinderella hat viele Prinzen getroffen…
und dann sich selbst gefunden!

Mit 18 studiere ich in Leipzig an der Sporthochschule.
Im dritten Studienjahr lerne ich Tim kennen. Ich verliebe mich total in ihn, er kommt aus München. Mit ihm komme ich aus meiner erzieherischen und politischen Begrenzung. Wir machen den Traumurlaub in Ungarn und nach dem Urlaub wollen wir heiraten. Wir wollten im Westen leben, nur politisch ist diese Ost - West Liebe nicht tragbar.
Ein halbes Jahr später fliege ich aus diesen Gründen von der Uni.
Das war es!
Ich werde rund um die Uhr von der Staatsicherheit überwacht, unsere Telefonate und Briefe werden nicht weitergeleitet, und er bekommt keine Einreise mehr in die DDR.
Einmal stehe ich in Berlin an der Weltzeituhr, wo wir uns treffen wollen. Da kommt ein fremder Mann und gibt mir einen Briefumschlag mit einer Kette von ihm.
Er sagt mir, Tim wird nicht über die Grenze gelassen!
So werden zwei total verliebte Menschen auf brutalste Art und Weise auseinander gerissen.
Ich fühle mich ohnmächtig, zerrissen, wütend, dass dieses äußerst unmenschliche System unsere große Liebe zerschlägt.
Ab diesen Moment werde ich aufmüpfig, da ich ja nichts mehr verlieren kann. Ich reagiere trotzig aggressiv auf das System bis sie mich einsperren wollen.
Mein Freund wartet in München auf mich, aber ich kenne das Regime besser und weiß, es ist aussichtslos!
Ich habe meine große Liebe verloren und auch meine berufliche Perspektive.
Das ist heftig!
Ich werde des Öfteren von der Stasi im Amt verhört und sie sagen mir, dass ich den Mann total vergessen kann. Sie werden mir nicht erlauben, ihn noch einmal wieder sehen.
Jetzt jobbe ich als Hilfskraft in der Bäckerei, in einer Wäscherei und lande letztendlich in einer psychiatrischen Klinik als Putze.
Endlich haben sie mich klein gemacht und mein Selbstwert, mein großes Maul, geht den Bach runter.

Das PASSWORT ist die Verachtung ihrer Eigenliebe.
Sie wird so tief gedemütigt, damit sie aus der Projektionsfläche ihres Freundes kommt, aber sie erkennt das nicht und fühlt sich noch verletzter, noch verachteter.

In Krankenhaus lerne ich dann Jan kennen.
Er ist der Sohn von einem Chefarzt.
Mit ihm lass ich mich gefühlsmäßig wieder ein, denn da kann mir ja nichts passieren, der kommt ja aus dem gleichen System und sein Vater ist BEKANNT!
Mit Jan gehe ich ein viertel Jahr und eine Schwangerschaft meldet sich an.
Ich erfahre im vierten Monat, dass ich schwanger bin und gehe postwendend am gleichen Tag in die Klinik für die Abtreibung.

In der Nacht vor der OP kommt mein Freund in die Klinik und holt mich in die Wohnung seiner Eltern.
Dort sagt sein Vater, Kinder werden in unserer Arztfamilie nicht abgetrieben und der Familienrat beschließt, dass das Kind in die Welt kommt.
Jetzt bin ich in dieser geordneten, behüteten, sorgenden Familie gelandet und verliere meine Unabhängigkeit - meine Freiheit.
Wir heiraten unmittelbar nach der Entbindung und mein Mann studiert Medizin.
Die Wochenend-Ehe führen wir über sechs Jahre und es werden noch zwei weitere Kinder geboren.
Scheiße... ich habe mich abgegeben.
Erst war ich politisch eingesperrt und jetzt familiär...
Trotz der Kinder, fühle ich mich einsam, abhängig, wie verlassen...
Ich mache meine Ausbildung erst als Masseur und später als Physiotherapeutin.
Mein Mann sieht mich gar nicht mehr, ist nur noch mit seiner Arbeit beschäftigt, versteht mich nicht und hört mich immer weniger. Er weiß gar nicht, was ich will. Er ist nie da, die Kinder füllen mich nicht aus und ich werde immer aggressiver.
Die Sandkastengespräche auf den Spielplätzen hatten sich nach kurzer Zeit erschöpft und mir fehlt eine wirkliche Aufgabe.
Eine Herausforderung, wo ich mich selbst verwirklichen kann.
Wo ich selbst Geld verdiene und was meinem Leben Sinn gibt.
Als das jüngste Kind ein Jahr ist, ziehen wir in eine andere Stadt.
Jetzt fehlen mir auch noch meine Freunde.
Mein Mann arbeitet sehr viel in der Klinik und ich sitze mit drei kleinen Kindern daheim und werde immer unruhiger.
Eines Tages finde ich einen fremden Ohrring in unserer Sofaritze.
Oh Gott... Wie kommt der da hin, wem gehört der?
Wir leben uns immer weiter auseinander und dann treffe ich Rainer, der in unserem Haus wohnt.
Er hat immer mal die Kinder gehütet, wenn ich schnell Erledigungen machte.
Der hat viel Zeit, hört mich und ist für mich und die Kinder da.
Das finde ich total gut. Ich verliebe mich in ihn und erzähle das meinem Mann!
Jetzt beginnt der Krieg!
Er versucht dann auf verschiedenste Art und Weise, dass er mich hält.
Er erpresst mich mit dem Entzug der Kinder, da das nicht klappt, macht er einen demonstrativen Suizidversuch.
Zwischendurch beziehe ich gelegentlich mal Prügel.
Da ich mit ihm nicht reden kann, beschließe ich den Auszug. Suche mir eine Wohnung und eines Tages lege ich ihm einen Zettel auf den Küchentisch mit der Nummer meines Anwalts und gehe fort.
Runter bis auf die Substanz, beginne ich jetzt mein Überlebenstraining!
Ich fahre in die Schule von Max, hole ihn aus dem Unterricht und sage ihm, dass ich mit seinen Geschwistern heute ausziehe. Ich frage ihn, ob er mitkommen will. Er entscheidet sich für seinen Vater und geht wieder in die Klasse.

Meine anderen beiden Kinder sitzen unten im Auto und ich bin in Tränen aufgelöst.
Damit ich ein bisschen Abstand bekomme, fahre ich an diesem Tag mit den beiden Kleinen, eine Freundin besuchen, und bleibe drei Wochen.
Ich hatte während der gesamten Autofahrt einen Filmriss. Ich weiß nicht, wie ich da hingekommen bin.
Der Älteste will bei seinem Vater bleiben und ich lasse ihn zurück.
Das ist heftig…!

Das PASSWORT zeigt, dass sich der Sohn genauso zerrissen fühlt wie Kerstin sich mit ihrer großen Liebe aus München.
Dieses Brutale, Zerrissene zeigt ihr wieder, wie sie „unbewusst“ mit dem LEID, dem Zerrissensein in Resonanz steht.

Ein Jahr später sind wir dann geschieden!

Ich lebe allein mit den Kindern und ich sehe meinen Freund täglich.
Mein Mann verweigert mir den Unterhalt, ich habe keinen Job und klage mir den Unterhalt ein. Das kränkt mich besonders, weil er Geld genug hat. Ich habe weder Job noch Geld und bin wegen ihm in diese Stadt gekommen und hänge hier fest.
Wegen dieser erbärmlichen Attacken fühle ich mich immer minderwertiger, nur meine Verantwortung für die Kinder lässt mich überleben!
Ich gehe auf Jobsuche und werde nicht genommen, da ich drei Kinder habe und überqualifiziert bin.

Dann kommt mein Freund auf die Idee: „Mach dich doch selbstständig!"
Endlich einer, der an mich glaubt!
Kann ich das?...
Schaff ich das?...
Wie geht das mit den Kindern?...
Bla... bla... blah...!

Er sprudelt vor Begeisterung, als wir ein altes Gebäude im Stadtzentrum finden.
Er ist so motiviert und engagiert, vernachlässigt seinen Job und baut mir meine Praxisräume nach meinen Wünschen.
Ich eröffne meine Praxis und habe vom ersten Tag an Erfolg.
Fühle mich wieder, erlebe, was ich kann, wer ich bin und mein Leben bekommt Inhalt.
Meine Kinder sind ständige Begleiter in meiner Praxis, irgendwie geht`s immer weiter
Meine Kinder sind super, ich arbeite und sie spielen, sehen fern, machen ihre Hausaufgaben und am Feierabend gehen wir gemeinsam heim.
Trotz der vielen Arbeit ist es harmonisch und liebevoll.
Sie zeigen viel Verständnis für mich, und meine Seele findet langsam wieder Frieden.

Nun macht mir mein Freund Sorgen.
Er hat keinen Job und verdient nicht eine müde Mark und habe ihn auch noch finanziell am Hals! Ich will auch mal in den Arm genommen werden. Wann kann ich mal die Füße hoch legen, mal verwöhnt werden.
Von der Einzelkämpferei habe ich die Schnauze gestrichen voll.
Ich will auch mal eingeladen werden!
Ich will auch mal ein Geschenk haben!
Ich will auch mal in einem schicken Kleid in die Oper ausgeführt werden!

Zwei Jahre später steht mein Erstgeborener mit einer Tasche wieder vor meiner Tür und sagt: „Ich bleibe jetzt bei dir, ich komme wieder zurück, ich halte es bei Papa nicht länger aus!"
Ich freue mich auf das Wiedersehen und habe jetzt meine Familie wieder komplett bei mir, was ich bei meiner ersten Wiedersehensfreude nicht sehe, ist sein desolater ZUstand.
Monate später sehe ich seine Suche nach Anerkennung in Form von Drogen.
Mit den drei heranwachsenden Jungs wird es eng in der Wohnung und ich kaufe für uns ein Haus auf dem Land.
Das Haus muss umgebaut werden.
Da mein Freund keine Arbeit hat, baut er das Haus um.
Mittendrin fehlt ihm die Lust am Arbeiten, er trinkt viel und ich sehe, dass das Haus nie fertig wird. Ich glaube, er verhält sich so, damit er eine Existenzberechtigung bei uns hat.
An einem Montag komme ich um 20.00 Uhr von der Arbeit, total geschafft, und er sitzt mit seinen Freunden gemütlich in einer Bier- und Schnapsrunde!
Da knalle ich total durch und schmeiße ihn raus!

Wieder fühle ich mich schrecklich benutzt, habe Wut und Ohnmacht.
Muss wieder alles allein machen und weiß nicht wie es weiter geht.
Jetzt habe ich mittlerweile Verantwortung für eine Praxis, drei Kinder, einem Drogenabhängigen, ein Haus auf dem Land, Kredite und keinen stabilen Partner an meiner Seite.
Es ist unglaublich heftig und ich weiß auch nicht, wie das mit dem halbfertigen Haus weitergeht.
Wir leben inmitten einer Baustelle und meine Nerven liegen blank.
Langsam geht mir ein Licht auf.
Die Kraft, die ich den Männern gebe, fehlt mir selbst.
Als mir das klar ist, geht es besser weiter.
Das Haus wird mit Freunden fertig und als es mir wieder ZU gut geht, treffe ich Andreas.
Endlich habe ich einen Mann der mich zum Essen einlädt, der mich ausführt, der mir karibische Traumurlaube schenkt und mich hofiert.
Das macht mir Spaß! Er erkennt mich endlich als Frau!
Er weiß was Frauen lieben!
Die kuschelige, erotische Wonne der Liebessinne umgarnt mich!
Mein Liebesrausch hält ein Jahr und ich sehe auch hier, dass alles seinen Preis hat. Er schreibt mir vor, wann ich nach Hause kommen soll.
Fragt mich ständig, wo ich war, wenn ich später komme.

Er ist total eifersüchtig auf jeden Mann, der in meiner Nähe ist.
Selbst meine Kleidung ist für andere Männer ZU auffällig.
Doch er mag mich am liebsten mit weniger als mehr!
Ich fordere ihn immer wieder auf, dass er unser schönes Liebesnest nicht mit solchem Blödsinn zerschlagen soll.
Er hört mich nicht und es wird unerträglich eng für mich.
Wir streiten uns immer öfter und trennen uns im Streit.
Wir gehen auseinander, obwohl wir uns noch lieben!
Mein Herzschmerz kostet mich einige Kilos, ich habe Schlafstörungen, Liebesentzug und fühle die große Last, dass ich wieder allein mit Allem dastehe.
Die Entfernung schafft Entfernung und die Sehnsucht stirbt am Sehnen!
Langsam frage ich mich, was soll das immer wieder, woran scheitern meine Partnerschaften.
Ich habe keine Lust mehr mich neu Einlassen, habe es satt, immer wieder dieser Schmerz!
Dann lese ich ein Buch und erfahre, dass Leben auch anders geht.
Gehe mit meiner Freundin in den Kurs und packe meine Sicherheitsschiene emotional aus. Ich zeige viel gestaute Wut und Aggressionen, die mich erschrecken und mich zum Nachdenken anregen. Hier entsteht das Bedürfnis nach einer neuen Qualität in der Partnerschaft.
Meine Praxis erlebt Hochkonjunktur und ich habe viel Spaß und Power. Genieße mich immer mehr selbst, relaxe in meinem schönen Haus und Garten!
Ich lasse es mir gut gehen!
Bei einer neuen Geschäftsidee treffe ich Uli!
Whow… das ist er!
Ich brauche kein zweites Mal gucken… Liebe auf den ersten Blick!

Als ich das erste Mal mit ihm ausgehe, schicke ich meiner Freundin eine SMS: „Habe gerade meinen künftigen Ehemann getroffen. Er weiß es noch nicht, aber ich!"
Dann geht das Wochenendspiel mit 200 Kilometern Sicherheitsabstand los!
Mit Uli erlebe ich viel Spaß, Freizügigkeit, Leichtigkeit, Bewegung und er hat Spaß mit meinen großen Jungs.
Wir beide erfahren wieder, wie Partner sich gegenseitig verletzen oder kränken.
Dann macht auch er den Kurs, damit wir es anders machen und echt ehrlich miteinander sind.
Nach einem Jahr werde ich schwanger. Jetzt geht es ans Eingemachte.
Die Verantwortung, ob das Kind in die Welt kommt oder nicht, überlässt er ausschließlich mir, er will es haben.
Da ist wieder das altbekannte Gefühle von „allein gelassen".
Nach langem Hin und Her entscheide ich mich für den Abbruch.
Danach weiß ich, dass ich mehr will als NUR Wochenenden mit ihm. Ich will ganz mit ihm sein und sage es ihm. Er will das auch und wir machen den Plan, dass ich mein Haus verkaufe und wir uns eine gemeinsame große Wohnung suchen.
Als er sein großes Jubiläum mit vielen Gästen feiert, lädt er mich offiziell in sein Leben ein und ich fühle, wie ihn die Panik überfällt. Jetzt wird es ernst und er muss Farbe bekennen!
Jetzt merke ich, dass ich NUR die Nr. 3 in seinem Leben sein werde. Das macht mich traurig.

Dann sagt er mir noch, er weiß noch nicht, ob ich die richtige Frau für ihn bin.
Das haut mich weg… da knall ich durch… da habe ich Panik!
Ich fühle mich total verarscht! Doch ALLES ist offen!
Eine Woche liege ich auf dem Sofa und heule, wieder die alte Leier - und doch anders!
Jetzt habe ich auch herzinfarktähnliche Symptome und reagiere körperlich.
Das kannte ich bisher so nicht.
So kann das nicht weitergehen und ich rufe ihn an, dass ich Zeit brauche. Jetzt erkenne ich, dass er der Auslöser meiner verdrängten Emotionen ist.
Früher gab ich den Männern die Schuld am Versagen unserer Beziehung. Heute nutze ich diese heftige Reaktion für meine eigene emotionale Klärung.
Die körperlichen Symptome zeigen sich jetzt direkt und deutlich, damit ich sie emotional reinige.
Ich nutze den tiefen Schmerz des Leides, reinige ihn und komme dann in meine wirkliche Tiefe.
Ich komme schneller aus dem Leiden und beschuldige den Anderen nicht. Mit dieser klaren Art ist das Leiden nicht weg, sondern chemisch gelöst.
Mit der chemischen emotionalen Auflösung erlebe ich die Tiefe meiner Kraft, erlebe das Leben klarer und sinnvoller.

Der Schmerz sind die verdrängten Emotionen!

Es ist so hart, so brutal, es tut so weh, als ich meine erträumten Illusionen verliere!
Uli hat mir „unbewusst“ bewusst gemacht, wie ich mich in ihm verloren habe, wie immer in der Liebe..
Dann hat er meine Illusionen mit dem Holzhammer zerschlagen, damit ich wieder wach werde und unsere Liebe eine wahre Chance hat.
Wir nutzen die Chance, klären unsere Emotionen und genießen unser Glück!

Wenn das Ver-lieben stirbt, und die Emotionen klar sind, kommt die wahre Liebe!

Den Code, dass die Männer und das Stasisystem ihr das eigene Verlassenfühlen gezeigt haben, hat sie geknackt. Der Schmerz und das Leid, die ihr Leben begleiteten, hat seine Macht verloren, weil sie jetzt weiß, wie die schmerzvollen Emotionen geklärt werden.

Rotkäppchen

Es war einmal ein kleines Mädchen, das jedermann lieb hatte, besonders aber seine Großmutter. Wegen seines roten Käppchens, das es immer trägt, wird es von allen Rotkäppchen genannt. Eines Tage ruft die Mutter Rotkäppchen und sagt: „Rotkäppchen, die Großmutter ist krank, geh und bring ihr Kuchen und Wein.
Aber komm nicht vom Wege ab, damit du dich nicht verirrst und fall nicht hin, damit das Glas nicht zerbricht."

eMail
Die Mutter sendet die eMail: Angst und Unsicherheit!
Rotkäppchen nimmt die eMail „unbewusst" an, reagiert.

Rotkäppchen verspricht: „Ich will schon alles gut machen", und macht sich auf den Weg in den Wald.
Dort begegnet ihr der Wolf, der sie fragt, wohin sie so früh geht?
Sie antwortet: „Ich besuche meine Großmutter und bringe ihr Kuchen und Wein. Sie wohnt in dem Haus hinter dem Wald!"
Listig sagt der Wolf: „Schau die schönen Blumen, die Großmutter wird sich sicherlich über einen Strauß freuen." Da erblickt Rotkäppchen die schönen Blumen und sie pflückt einen großen Strauß. Währenddessen läuft der Wolf schnell zum Haus der Großmutter und klopft an die Tür. Großmutter fragt: „Wer ist da?" Der Wolf antwortet: „Das Rotkäppchen, ich bringe dir Kuchen und Wein!"
Großmutter ruft: „Drück nur die Klinke!" Der Wolf tritt in die Klinke, die Tür springt auf und der Wolf läuft ins Zimmer und verschlingt die Großmutter mit Haut und Haaren.
Dann zieht er ihre Kleider an, setzt sich ihre Haube auf und legt sich in ihr Bett.

eMail
Die Großmutter nimmt die Sendefrequenz nicht wahr. In ihrer Dumpfheit steht sie mit dem Wolf in Resonanz. Bei jedem, der keine Cell-Wahrnehmung hat, sondern nur erlernte Intelligenz, werden die eMails fehlgeleitet und erhält Fehlinformationen.
So werden wir jeden Tag von irgend jemanden oder einer Sache gefressen!

Nach einiger Zeit kommt das Rotkäppchen, sieht die offene Tür und geht hinein.
Voller Erstaunen schaut es die Großmutter an: „Großmutter, was hast du für große Ohren?"
„Damit ich dich besser hören kann!"
„Großmutter, was hast du für große Augen?" „Damit ich dich besser sehen kann!"
„Großmutter, was hast du für große Hände?" „Damit ich dich besser packen kann!"
„Großmutter, was hast du für ein entsetzlich großes Maul?" „Damit ich dich besser fressen kann!"
Mit einem Satz springt der böse Wolf aus dem Bett und verschlingt auch das Rotkäppchen.
Nachdem er seinen großen Hunger gestillt hat, legt er sich wieder ins Bett, schläft ein und schnarcht ganz laut.

Später kommt der Jäger am Haus vorbei und wundert sich über die offene Tür und das laute Schnarchen der alten Frau. Er geht hinein, ruft die Großmutter und sieht nach dem Rechten.
Da entdeckt er den Wolf!
Er legt die Büchse an und will den Wolf erschießen.
Da fällt ihm ein, dieser könne die Großmutter gefressen haben.

Erste eMail
Blind durch seine Wutemotion erreicht ihn die eMail „erschießen", direkt ausführen!
Aber er erinnert sich an das „LEBEN" und die Cell-Intelligenz führt den eMail - Befehl nicht aus!
Zweite eMail
Der Jäger erinnert sich, ist ganz wach und nutzt die Mail aus seiner Cell-Intelligenz, die ihn das ewige Leben sendet, und er handelt schöpferisch.
Emotional geladenes Töten bringt noch mehr Elend und schafft statt „schöpferischem Leben" noch mehr Programme-Rächnungen.
Deshalb müssen alle Menschen immer wieder neu abrechnen - RACHE!

Er nimmt die Schere und schneidet dem Wolf den Bauch auf.
Nach ein paar Schnitten springt das Rotkäppchen heraus und kurz darauf kommt auch die alte Großmutter lebend hervor.
Rotkäppchen läuft und holt geschwind Nadel und Faden und näht ihn wieder zu.
Kurze Zeit später verspürt der Wolf großen Durst, schleppt sich nach draußen an den großen Brunnen, beugt sich über den Rand und fällt hinein.
Dann feiern der Jäger, die Großmutter und das Rotkäppchen mit Wein und Kuchen – ihr LEBEN – nicht den Tod des Wolfes!
Das Rotkäppchen denkt, sie geht ihr Lebtag nicht mehr vom Weg ab, wenn es die Mutter verboten hat.

Kinder stehen immer in Resonanz mit den Ängsten der Eltern.
Immer wenn wir unseren eigenen Weg, unseren eigenen Sinn verlassen, geben wir uns zum Fressen frei. Dann werden wir vom Wolf, oder irgend jemanden gefressen. Die Großmutter und das Rotkäppchen haben sich mit dem Gefressen werden nicht identifiziert und schaffen sich mit dem Jäger in Resonanz den Weg der Befreiung.

Märchen - Gleichnisse

Die Gänsemagd

Es war einmal eine Königstochter, die einen Prinzen in einem fernen Land heiraten will. Sie bereitet sich auf die Reise vor und ihre Mutter gibt ihr ein sprechendes Pferd, namens Falada und eine Kammerzofe, als Begleitung mit.
Vor der Abreise geht die Königin in ihr Gemach, sticht sich in den Finger und lässt drei Blutstropfen auf ein weißes Tüchlein fallen.
Dieses gibt sie ihrer Tochter beim Abschied mit den Worten:
„Gib gut darauf acht, dann wird es dir gute Dienste tun."
Behutsam steckt die Königstochter das Tüchlein an ihren Busen.

Der BENUTZERNAME ist die Hilflosigkeit der Tochter.
Als Mutter hat sie das PASSWORT der Macht in der Hand und kennt den Code. Die Mutter weiß genau, dass sie jetzt die Behütung an den Prinzen verliert, aber mit den drei Blutstropfen behält sie die Tochter immer nah am Herzen - Macht!

Die Tochter reitet, mit der Kammerjungfer, auf dem Pferd los.
Auf dem Weg verspürt sie Durst und befiehlt der Kammerjungfer, dass sie ihr, mit einem goldenen Becher, Wasser schöpft. Diese antwortet: „Wenn du durstig bist, dann geh selber an den Bach und trinke, ich mag nicht länger deine Kammerjungfer sein." Die Königstochter begibt sich an den Bach, beugt sich hinunter und trinkt.
Da sagen die drei Blutstropfen… ach Gott, wenn das eure Mutter wüsste, ihr Herz würde ihr im Leib zerspringen.
Sie reiten weiter.
Nach einer Weile hat die Königstochter wieder Durst und sie muss wieder selbst an den Bach gehen und trinken.
Dabei fällt ihr das Tüchlein aus dem Busen ins Wasser und wird fort getragen.
Die Königstochter bemerkt das nicht, aber die Kammerjungfer sieht das sofort und befiehlt der Königstochter, dass sie die schönen Kleider ablegt und ihre schäbige Kleidung anzieht.
Auch das Pferd muss sie abgeben.
Sie muss schwören, dass sie niemanden davon erzählt, sonst fällt sie auf der Stelle tot um.
Voller Schrecken gehorcht die Königstochter und Falada beobachtet alles aufmerksam.

Die Kammerjungfer kennt die Projektion der Mutter und die Hilflosigkeit der Tochter. Als die Blutstropfen, die Macht der Mutter, wegfallen, übernimmt sie die Macht über die Königstochter.
Die Tochter sendet ihre Hilflosigkeit und damit gehen ALLE in Resonanz.

Als die falsche Königstochter mit ihrer Zofe am Königshof ankommt, wird sie mit Freude aufgenommen. Da sagt sie ihrem künftigen Gemahl, er möge ihrer Kammerzofe eine Arbeit verschaffen. Der alte König sagt: „Draußen, auf der Weide, kann sie mit Kurtchen Gänse hüten."

„Außerdem habe sie das Pferd auf dem Wege ständig geärgert und er solle es dem Schinder bringen und töten!"
Als die Königstochter das erfährt, bittet sie den Schinder, dass er den Kopf des Pferdes an den Torbogen hängt, durch den sie jeden Morgen mit Kurtchen auf die Weide geht.
Wenn sie mit Kurtchen auf der Gänseweide ankommt, löst sie ihr goldenes Haar und kämmt es. Kurtchen will einige ihrer goldenen Haare haben und sie ruft: „Weh… weh… Windchen, nimm Kurtchen sein Hütchen und lass ihn sich jagen, bis ich mich geflochten und geschnatzt und wieder aufgesatzt."
Darauf weht der Wind, Kurtchens Hütchen weit weg, so dass er hinterher laufen muss und als er wieder kommt, ist die Königstochter frisiert.
Jeden Morgen auf dem Weg durchs Tor sieht sie den Pferdekopf und spricht: „Oh du Falada, da du hangst!" Der Pferdekopf antwortet: „Oh du Jungfer Königin, da du gangest, wenn das eure Mutter wüsste, ihr Herz würde ihr im Leib zerspringen!"
Nach kurzer Zeit erzählt Kurtchen dem alten König, was sich jeden Tag am Torbogen und auf der Gänseweide ereignet.
Am nächsten Tag folgt der König den Beiden und sieht alles mit eigenen Augen.
Daraufhin fragt er die Gänsemagd, was das bedeuten solle.
Weinend sagt die ihm, sie hat geschworen, dass sie nichts erzählt.
Er sagt: „Erzähl es dem alten Ofen dort!"
Die Gänsemagd kriecht in den Ofen und erzählt ihm ihr Leid, wie die Kammerzofe sie behandelt hat. Der alte König hört das alles mit und sagt das seinem Sohn.
Daraufhin holen sie die Gänsemagd in das Schloss und geben ihr schöne Kleider.
Der Königssohn ist von ihrer Schönheit angetan und jetzt wird ein großes Fest gefeiert. Dabei sitzt die Kammerzofe auf der einen Seite und die Königstochter auf der anderen Seite des Königssohns.
Die Kammerjungfer erkennt die Königstochter nicht.
Als sie gegessen und getrunken haben, gibt der alte König der Kammerjungfer ein Rätsel auf und erzählt ihr die Geschichte einer Frau, die ihre Herrin hintergangen hat.
Er fragt sie: „Welches Urteil verdient eine Frau, die Solches getan hat?" Sie antwortet: „Die ist nichts besseres Wert, als das sie splitternackt ausgezogen und in ein Fass gesteckt wird, das inwendig mit spitzen Nägeln beschlagen ist und zwei weiße Pferde müssen vorgespannt werden, die sie die Gasse auf und ab zu Tode schleifen!" „Das bist du" sagt der alte König: „ Und dein Urteil soll geschehen! Wünsch keinem das, was Dir nicht selbst getan werden soll!" Nachdem das Urteil vollzogen war, vermählt sich der Königssohn mit der rechten Königstochter.
Sie herrschen in Frieden und Seeligkeit!

eMail
Durch die Blutstropfen im Tüchlein sendet die Mutter Macht über ihre Tochter. Die Kammerjungfer manupuliert und weiß was sie will und nimmt den Platz der Königstochter ein. Die Königstochter sendet Hilflosigkeit und wird nicht wahrgenommen. Nur ihr Status wird später wahrgenommen. Dieses Märchen macht bewusst, wie Menschen ihre Wahrnehmung verloren haben. Der Prinz, wie die Königstochter, haben ihre Wahrnehmung verloren.

Beide nehmen nicht ihre Cell-Intelligenz wahr, sonst hätten sie schöpferisch angedockt und ihre Wahrnehmung nicht auf die Kleidung reduziert.
Als die Königstochter dem Ofen ihr „Geheimnis" gesteht, ist der BENUTZERNAME Macht gebrochen.

Heute sind Menschen noch austauschbarer.
Wir geben den Äußerlichkeiten mehr Aufmerksamkeit als dem Inhalt.
Am Anfang steht der ODEM... der Inhalt des Menschen!
Dann kommt die MODE... die Äußerlichkeit gibt den Ton an!
Und jetzt ist der MODEM das Wichtigste!

Menschen verlieben sich NUR in Programmne, die sie mit den ANDEREN erkennen.
Wenn sie dann die Programmne und die Masken durchgearbeitet haben, gelangen sie erst an den Inhalt, den sie aber nicht wollen!
Sie werden sauer, wenn das Programm durchschaut und der Menschen entlarvt ist.

Diese Täuschung sind die alltägliche Enttäuschungen - Kriege!

Hänsel und Gretel...

verirrten sich im Wald… es war so finster und auch so bitter kalt…
sie kamen an ein Häuschen, voll Pfefferkuchen fein… wer mag der Herr wohl von diesem Häuschen sein?

Kennen sie dieses Lied noch aus Kindertagen?

Es wahr einmal… ein armer Holzhacker und seine Frau, die hatten zwei Kinder: einen Jungen namens Hänsel und ein Mädchen, namens Gretel.
Sie sind so arm, dass sie sich nicht mehr ernähren können.
Eines Abends sagt die böse Frau ihrem Manne: „Morgen beim Holz holen führen wir die Kinder so tief in den Wald, dass sie nicht mehr herausfinden!"
Die beiden Kinder lauschen an der Tür und hören die Not voller Entsetzen mit, und der Vater stimmt nur widerwillig ein.
Hänsel schleicht sich des Nachts aus dem Haus und sammelt Kieselsteine.
Am nächsten Tag auf dem Weg in den Wald lässt er immer wieder einen Stein als Markierung fallen, damit er wieder nach Hause findet.
Als es dunkel wird, erkennen Hänsel und Gretel plötzlich, dass ihre Eltern sie alleine im Wald gelassen haben. Gretel weint und Hänsel tröstet sie. Er sagt: „Die Kieselsteine weisen uns den Weg nach Hause!"

Die Kinder identifizieren sich nicht mit dem PASSWORT der Eltern „NOT" „HUNGER und ARMUT"

Sie machen sich auf den Weg und sehen die weißen Kieselsteine im Mondlicht leuchten.
Sie laufen und laufen und kommen spätnachts daheim an.
Voller Freude nimmt der Vater die Kinder in den Arm, doch die Mutter schaut sorgenvoll.
Nach einiger Zeit, als der Hunger immer größer wird, hören die Kinder eines Nachts, dass die Mutter erneut sagt: „Die Kinder müssen fort, wir haben nicht genug essen für alle!" Wieder schleicht sich Hänsel an die Tür und findet diese verschlossen. Hänsel nimmt sich Brotkrumen mit und streut sie am nächsten Tag auf den Weg, damit sie wieder nach Hause finden.
Am Abend sehen sie, dass die Vögel die ganzen Brotkrumen weg gefressen haben, so dass sie den Weg nicht finden können.
Sie geraten immer tiefer in den Wald und kommen an einem alten Häuschen an. Es ist mit Pfefferkuchen und süßen Leckereien bedeckt.
Voller Heißhunger essen sie davon und hören eine Stimme von drinnen: „Knusper… knusper… knäuschen… wer knuspert an meinem Häuschen?"
Die Kinder antworten: „Der Wind… der Wind… das himmlische Kind" und essen genüsslich weiter.
Plötzlich geht die Tür auf, eine steinalte, hässliche Frau kommt heraus und die Kinder fürchten sich.
Die Alte führt sie in ihr Haus und tischt ihnen gutes Essen auf.

Mit ESSEN wird noch heute jeden Tag verführt!

Danach kuschelt sich Gretel ängstlich in dem schönen, weichen, warmen Bett an Hänsel.
Am nächsten Morgen weckt die Alte die Kinder frühmorgens.
Sie sperrt Hänsel in einen kleinen Stall und Gretel muss die Arbeit machen. Hänsel wird dick und fett gemästet, damit sie ihn braten kann.
Jeden Tag schaut die Alte Hänsels Finger an, ob er schon dicker geworden ist. Hänsel täuscht die schlecht sehende Alte jedes Mal mit einem Knöchlein. Nach einiger Zeit reicht das der Alten und sie sagt: „Morgen wird er gebraten", und Gretel muss den Ofen schüren!
Die Hexe befiehlt Gretel: „Kriech in den Ofen, ob er schon gut geheizt ist!"
Wenn Gretel drin ist, will sie die Tür schließen und Gretel als erste braten.
Gretel spürt, was die Alte im Sinn hat und stellt sich dumm.
Dann sagt die Alte bös: „Ich zeige dir, wie du das machen sollst!"
Sie steckt ihren Kopf in den Backofen und Gretel gibt ihr mit aller Kraft einen Stoß, damit die Alte tief in den Ofen hinein fährt.
Schnell macht sie die Tür zu und schiebt den Riegel vor.
Dann rennt sie nach draußen und befreit ihren Bruder Hänsel.
Die beiden nehmen sich in den Arm, freuen sich und singen: „Wir sind erlöst, die alte Hexe ist tot."

eMail
Weil Hänsels Wahrnehmung schon in seinen jungen Jahren verloren gegangen ist, braucht er Krücken wie Brotkrumen und Kieselstein, damit er wieder HEIM findet. Das Märchen zeigt, wie traurig wir heute NOCH sind, weil wir nicht wieder HEIM finden - Heim ins Paradies - Heim in uns SELSBT!
Wir verlaufen und verirren uns täglich und selbst die besten Krücken wie Sicherheiten oder Liebe verunsichern uns und wir finden den HEIM-WEG in uns SELBST nicht.
Gretel hängt sich "wie in jeder richtigen liebevollen Familie" an Hänsel und gibt sich auf.
Am Ende löst sie sich ein bisschen aus ihrer Angst und schiebt die "ALTE" in den Ofen.
Auch heute reden Partner von ALTE oder ALTER, wenn sie den Partner meinen!

Weil sie sich jetzt nicht mehr fürchten müssen, gehen sie in das Hexenhaus und finden Perlen und Edelsteine.
Sie nehmen sich so viel sie tragen können und bringen die Schätze nach Hause.
Dort erfahren sie, dass die Mutter verstorben ist und der Vater sich die ganze Zeit gegrämt hat.
Sie freuen sich, nehmen sich in die Arme, die Sorgen haben ein Ende und wenn sie nicht gestorben wären, dann lebten sie noch heute...

Sie leben noch heute in unseren alltäglichen Lebensgeschichten - Lebens-Märchen!

eMail
Die Mutter sendet ihr ARMUT-eMail an ihre Familie. Doch der Vater und die Kinder nehmen die täglich neu gesendete eMail nicht an. Mit der identifizierten ARMUT wird die Mutter immer zorniger und sendet täglich noch mehr emotional geladene Mails an die Familie.
Die Identifikation der ARMUT ist die wahre ARMUT.
Der Vater und die Kinder öffnen die ARMUT-Mails nicht, sie öffnen die eMails ihrer Cell-Intelligenz.
Lassen das „BÖSE“ stehen und gehen in das wahrlicht üppige Leben!
Das Böse trifft nicht auf Resonanz und stirbt.

Die Situation verändern, Kinder oder Partner weg schicken, Umziehen, den Arbeitsplatz wechseln, die Umstände aus- oder weg diskutieren, Menschen austauschen, bringt keine, oder nur kurzfristig eine scheinbare Lösung.

Sie müssen den Nenner, die „unbewusste“ Schwingung -Gleiches mit Gleichem- emotional auflösen.

Die Kinder belohnen sich selbst für ihre wache Wahrnehmung, beschenken sich mit Schätzen, weil sie auch in Krisen an sich glauben!

Wer die Not, den Hunger, das Elend mehr liebt als SICH SELBST, kommt darin um!
Wer von schwachen, armen, hilflosen und hungernden Menschen emotionalisiert ist, trägt „unbewusst“ in Resonanz das gleiche PASSWORT, die gleiche Emotion, die gleichen Defizite!
Wenn den vielen Hilfsorganisationen das bewusst wäre, hätten wir eine wirklichte Chance den Welthunger erlösen und den Weltfrieden erschaffen!
Jeder muss seine Armut, seinen Hunger und seine Hilflosigkeit chemisch auflösen, weil wir sonst aus dem Defitit dem Elend die Mails senden und das Leid, das Elend billionenfach verdoppeln!
Selbst durch den geteilten Mantel von Stankt Martin hat sich das Elend nicht erlöst, sondern verdoppelt, weil geteiltes Leid doppeltes Leid ist und mit dem halben Mantel frieren beide.
Der große Einsatz von Mutter Theresa hat das Leid und die Armut in Kalkutta auch nicht erlöst.

All diese lobenswerten Gleichnisse - Hilfsorganisationen tragen tiefstes Defizit.

Im Sinne der Schöpfung hat jeder einen kompletten Mantel und das LEBEN erfüllt alle!

Erinnern Sie sich noch, als dem Jünger von Jesus der Mantel geklaut wurde und der Jünger stundenlang jammerte, dass er jetzt kein Tuch mehr hat.
Dann sagt Jesus ihm: „Im Sinne der Schöpfung ist niemand arm, hier nimm mein Tuch“...
Das konnte der Jünger nicht annehmen, weil in Jesus Tuch kein Leid steckte.
Mit Jesus leiden ist eben nicht einfach!

Es war einmal... und ist nocht heute... wahr...!

Der Wolf und die sieben Geißlein

Es war einmal eine alte Geiß, die hatte sieben Geißlein.
Eines Tages muss sie in die Stadt, einkaufen gehen.
Sie scharrt ihre Kinder um sich und sagt: „Ich gehe in die Stadt einkaufen und ihr bleibt im Haus und öffnet niemandem die Tür. Vor allem nicht dem bösen Wolf.
Den erkennt ihr leicht an seiner rauhen Stimme und dem schwarzen Fell!"
Kaum ist sie fort, klopft es an der Tür und die Geißlein erschrecken.
Sie hören eine Stimme: „Macht auf ihr lieben Kinder, eure Mutter ist wieder da und hat jedem von euch etwas mitgebracht!" Doch sie erkennen den Wolf an seiner rauhen Stimme und rufen: „Du bist nicht unser Mütterlein. Unsere Mutter hat eine liebliche feine Stimme. Aber deine Stimme ist rauh und wir machen dir nicht auf!" Dann geht der Wolf zum Krämer und kauft ein großes Stück Kreide.
Er frisst die Kreide auf, damit seine Stimme lieblicher wird.
Dann geht er wieder an die Tür der Geißlein, klopft an und sagt mit feiner Stimme: „Macht auf ihr lieben Kinder, eure Mutter ist wieder da und hat jedem etwas mitgebracht!"
Die Geißlein sehen seine schwarzen Pfoten auf der Fensterbank liegen und sagen: „Du bist nicht unser Mütterlein, die hat nicht so eine schwarze Pfote!"

Der BENUTZERNAME der Kinder ist die Kontrolle, weil sie Wahrnehmung mit Angst verwechseln.
Und sie stehen mit der List, des Wolfes in Resonanz.
Nur das kleinste Geißlein erinnert an die U-r-kraft und ist geschützt!

Dann geht der Wolf zum Bäcker und lässt sich Teig um seine Pfote streichen. Danach läuft er zum Müller und befiehlt ihm, dass er ihm Mehl auf die Pfote streicht und droht: „Wenn du es nicht tust, fresse ich dich!"
Da fürchtet sich der Müller und macht ihm die Pfote weiß.
Nun geht der Wolf ein drittes Mal an die Tür und sagt: „Macht auf ihr lieben Kindlein, euer Mütterlein ist wieder da und hat jedem von euch etwas mitgebracht!"
Sie sagen: „Zeig uns erst deine Pfote!" Er legt die Pfote auf die Fensterbank und als sie sehen, dass sie weiß ist, glauben sie, es ist die Mutter.
Sie öffnen die Tür und sehen voller Entsetzen, dass es wieder der böse Wolf ist.
Schnell laufen die Geißlein und verstecken sich.
Das Erste springt unter den Tisch,
das Zweite ins Bett,
das Dritte in den Ofen,
das Vierte in die Küche,
das Fünfte in den Schrank,
das Sechste unter die Waschschüssel
und das Siebente geht in die Wanduhr.
Der Wolf findet sie alle Sechs in ihrem Versteck und verschlingt sie.

Nur das siebente Geißlein in der Wand u - h - r findet er nicht!
Als der Wolf dann seine Lust gestillt hat, trollt er sich unter einen Baum und schnarcht.

eMail
Die Mutter sendet die eMail an ihre Geißlein, Angst vor dem Wolf!
Sechs Geißlein öffnen die eMail und gehen mit der Angst der Mutter in Resonanz und lassen sich fressen.
Das siebente Geißlein öffnet Mutters eMail nicht, sondern öffnet die eMail der eigenen Cell-Intelligenz und erinnert sich an ihren Ursprung, an das LEBEN!
Es ist sich sicher in der Wand u-h-r!

Kurz darauf kommt die Mutter wieder heim, sieht die Haustür offen stehen und erschreckt. Sie sucht ihre Kinder und ruft sie alle nacheinander beim Namen.
Da hört sie eine feine Stimme aus dem U-h-r Kasten: „Liebe Mutter, ich stecke im Urkasten!“
Sie holt ihr Jüngstes heraus und es erzählt der Mutter, welche hinterlistigen Streiche der Wolf mit ihnen gespielt, sie manipuliert und er alle Geißlein gefressen hat.
Die Mutter weint um ihre Kinder und in ihrer Trauer geht sie hinaus und das kleine Geißlein hinterher.
Da sehen sie den Wolf schnarchend unter dem Baum liegen.
Das Geißlein holt die Schere, Nadel und Zwirn aus dem Haus und die Mutter schneidet dem Wolf den Bauch auf.
Schon streckt das erste Geißlein den Kopf heraus und nach den nächsten Schnitten springen alle Geißlein nacheinander ins Freie.

Sie haben sich nicht mit dem Tod identifiziert und erinnern sich an das ewige LEBEN!
Nach dem Resonanzgesetz geht kein LEBEN verloren!

Ist das eine Freude, dass sie sich alle wieder haben.
Die Mutter schickt die Geißlein Steine sammeln, füllt diese in den Bauch des Wolfs und näht ihn schnell wieder zu.
Nachdem der Wolf ausgeschlafen hat, verspürt er Durst und geht an den Fluss.
Er ruft: „Was rumpelt und pumpelt in meinem Bauch herum?
Ich meinte es wären sechs Geißlein, dabei sind es lauter Wackersteine!”
Er trinkt aus dem Fluss, fällt mit dem schweren Bauch hinein und ertrinkt.
Die Geißlein singen: „Der Wolf ist tot, der Wolf ist tot!“ und tanzen mit der Mutter vor Freude, dass sie leben.
Und weil sie nicht gestorben sind, erleben wir noch heute… diese Märchen!

Dieses ist ein Gleichnis der ANGST, welches wir heute in Alarmanlagen, bissigen Hunden, Bodygards, noch mehr Ängsten und schinbarer Sicherheit vernebeln!
Die Wölfe zeigen sich uns heute als Diebe, Mörder, Kriminelle und die Manipulation hat Hochkunjunktur!

Der Wolf wird als dumpfes Wesen dagestellt und frisst und frisst was er bekommt.
Er sendet Hunger und in Resonanz trifft er auf Lebewesen, die Hunger senden und statt Wahrnehmung nur noch Angst haben!

Womit lassen wir uns im Alltag fressen?
Wie sieht IHR WOLF aus?

Abhängigkeiten jeglicher Form fressen unser LEBEN!

Schmeicheleien wickeln unser LEBEN ein!
Bei Beschimpfungen ducken wir unser LEBEN klein!
Obrigkeiten geben wir hörig unser LEBEN!
Liebe und Glückseeligkeit frisst das LEBEN!
Emotionen stauen und beklauen das LEBEN!
Unterbewusstes sitzt im Dunkeln und sieht kein LEBEN!

Der Wolf und die anderen Märchen sind Gleichnisse, damit wir das LEBEN erkennen. Wenn Sie nicht in Ihrer Cell-Intelligenz leben, werden Sie jede Sekunde gefressen!
Diese Märchen zeigen auf, wie unsere Wahrnehmung immer mehr verloren gegangen ist und wir uns eine trügerische Sicherheit gebaut haben und uns immer besser versteckt haben. Kindern werden Krimis, Böses, Schreckliches im Fernsehen verboten. Doch bereits im Kleinkindalter erzählen wir ihnen Märchen und verführen sie mit brutalen Krimis auf nette Art in Märchen, Sagen und Geschichten, locken sie und öffnen Ängste in ihnen!
Wir brauchen Geschichten, Märchen oder Gleichnisse, damit wir die Emotionen der Lebensmuster erkennen und die versteckten Emotionen aus dem „Unterbewusstsein“ hoch holen.
Indem Kinder diese emotionalen Geschichten nutzen und klären, haben sie die große Chance, dass sie ihre Datenbank, ihre Programme frühzeitig reinigen.

Alle Märchen erzählen vom ewigen LEBEN – damit sich jeder auf seinen Weg macht!

Ich habe die Liebe verdreht

Durch meine Krebserkrankung bin ich mir auf die Schliche gekommen, wie ich mich durch den Alltag – durch das Leben geschummelt habe.
Ich bin sehr bemüht, dass ich meine eigene Show für die Realität halte.
Mit einem Bein im Grab erfahre ich in der „Hohen Schule des Lebens“, dass ich DOCH eine Wahl habe und wählen kann zwischen Leben und Sterben.
Bis dato glaubte ich: „Der liebe Gott oder das Schicksal entscheidet, wann und wo ich sterbe. Wenn ich dran bin, dann ist es eben so!“
Aber vielleicht kann ich ja auch noch mit der brutalen medizinischen Behandlung, Chemo, Bestrahlung oder OP mein Verfallsdatum verlängern!
Kann ich damit dem lieben Gott ein Schnippchen schlagen - dass er mich noch nicht holt?
In der Lebensschule erfahre ich, wo ich wirklich stehe!
Räume kräftig emotional auf und erlaube mir Emotionen in meinem Leben.
Kläre meine schön gedachte, heilige, unantastbare Familiensituation und gebe mir den ersten Platz. Früher stand an erster Stelle mein Sohn, dann mein Ehemann und irgendwann mal ich.
Nach außen sieht alles so aus, als wäre ich die Taffe, die alles im Griff hat und sich Raum und Zeit für sich nimmt.
Meine wachsende Wahrnehmung zeigt mir immer mehr, dass das was bisher „MEIN LEBEN“ war, NUR Programme und Glaubensmuster sind, die ich täglich von der Festplatte abspule.
Das ist meine tägliche Beschäftigung von morgens bis abends.
Jetzt erkenne ich die Programme direkt mit klarem Blick und tilge sie, statt noch mehr konstruieren.
Das macht mir immer mehr Spaß und ich wachse mit meinen Herausforderungen.
Ich erlebe mich SELBST immer mehr und das macht mich sehr glücklich.
In meinem Leben gab es viele glückliche Momente, nur dieses Glücksgefühl ist unbeschreiblich inniger, größer, runder!
Diese Wahrnehmung verfliegt nicht, ich kann es jeder Zeit erleben, es ist nicht an Menschen oder Situationen gebunden, es ist immer bei mir!
Diese üppige Fülle befremdet meine Umwelt und mein Ehemann interessiert sich nicht dafür. Er will weiterleben wie früher, und so gehen unsere Wege auseinander.
Jahre später fällt mir aus heiterem Himmel ein Mann in den Schoss, der sich genau wie ich mit seiner Wahrnehmung beschäftigt. Er sagt, dass sein Lebensziel persönliches Wachsen ist, und dass er das mit mir erleben will.
Endlich mal ein Mann, der sich freiwillig öffnet!
Es ist paradiesisch!
Obwohl ich es nicht wahrhaben will, sehe ich nach einiger Zeit, dass er sich immer wieder gerne mit seinen Programmen verzettelt, und nicht so konsequent wie ich aufräumt.
Ich drossle mein Tempo, damit er schnell aufholen kann.
Das geht einige Zeit gut voran, nur im Geschäftsleben glaubt er nicht, dass die gleichen Gesetze wie bei Krankheit regieren. Ich mache ihm oft bewusst, dass das Resonanzgesetz immer und überall präsent ist.

Resonanzgesetz: Nicht Ursache und Wirkung, sondern Ursache schwingt auf der gleichen Frequenz wie Wirkung! Es hat ein NENNER - keine Zwei!

Der Täter frequentiert das Opfer, Aktion ist mit Reaktion auf einem Nenner
Diese Gegenpole schwingen in der Tat auf der gleichen Frequenz.

Der Täter ist mit dem Opfer auf exakt gleicher Frequenz - Sequenz!
99 schwingt mit 99; 107,3 - 107,3; 23,7 schwingt auf 23,7; 1,2 - 1,2 Frequenz sendet gleiche Frequenz!
Wellen lassen sich nicht biegen oder rechnen!

Er sieht, dass diese Gesetzmäßigkeit bei meiner Erkrankung gewirkt hat, doch er glaubt nicht, wenn er in seinen Programmen aufräumt, dass sich dadurch Bankgespräche verändern. Er freut sich, wie ich durch meine „ANDERE“ Art Unmögliches bewege und er macht NUR im Privatleben mit.
Wir haben ein leichtes Miteinander und packen auch „ganz ungemütliche Themen“ auf den Tisch, ackern uns da durch und freuen uns dann wie zwei Königskinder, was wir geschaffen haben. Wir erzählen uns wirklich alles, es gibt keine Tabus oder Geheimnisse, wir haben so einen großen Schatz und beglücken uns miteinander im Wachsen.
Sobald er sein Geschäftsgehirn anwirft, sind diese „kleinen Wunder“ vergessen, und er denkt, dass Geschäftsleben kein LEBEN ist!
Dann rattert und rattert sein Kopf, wahrnehmen ist gestrichen und wird durch denken, konstruieren und sich abgeben ersetzt.
Das macht mich oft traurig und manchmal verlässt mich meine Geduld.
Wenn ich merke, wie hohl sich das anfühlt, schubse ich ihn, bis er seine Wolldecken, hinter denen er sich versteckt, wieder vom Kopf nimmt und wach wird. Er erinnert sich dann schnell, schiebt seine geschäftlichen Kontrollen bei Seite und lässt sich wieder ins LEBEN ein.
So sieht und erkennt er auch die emotionalen Feinheiten.
Er erzählt mir, dass ihm die Banken viel Zinsen abnehmen und ihm das Geschäfts-Leben schwer machen. Das macht ihn sauer und er beschäftigt sich seit Jahren mit einer andersartigen Finanzierung.
Er zweifelt immer noch, ob meine „Weisheiten“ auch im Geschäftsleben wirken.
Diesen Zweifel nutzt er und gibt mir den Auftrag, dass ich ihn bei der Umfinanzierung mit meiner Wahrnehmung manage.
Ich freue mich, dass er mir die Chance gibt, und denke... na prima... jetzt zeige ich ihm, wie ich mit wacher Wahrnehmung die Verträge so gestalte, wie er sie braucht. Dann hat er alles schwarz auf weiß und glaubt meiner Wahrnehmung!

Glaube mit 1% Zweifel ist kein Glaube!
Mit 98% Bewusstheit bewege ich nichts!
Glauben ist das 100%ige IST - weil es IST!
Erklärbar ist das nicht - das muss jeder selbst erleben.
Hier geht es um die Cell Kern Schwingung!

Mit viel Freude gehe ich in die honorigen Geschäfts-Verhandlungen.
Die Herren müssen sich erst an meine Anwesenheit gewöhnen.
Ich bringe alle Ungereimtheiten und Zweifel direkt auf den Nenner, und die LÖSUNG ist direkt auf dem Tisch!
Mit meiner direkten Art erreiche ich jeden der Herren und ich erinnere sie, in aufkommenden Diskussionen, an den roten Faden.
Wenn die offiziellen Verhandlungen dann fertig sind, geht es an den Kern der Sache.
Abends mache ich meinem Mann die vielen Details aus den Gesprächen bewusst, die er bei sich emotional auflösen muss, damit die Früchte des Tages sich entwickeln können und wirken. Ich lasse erst locker, egal wie spät, bis er es getan hat.
Wie ein Terrier hefte ich mich an seine Fersen, weil ich weiß, dass es geschäftlich zwei Minuten vor Zwölf ist und die Finanzierung muss gelingen.
Wir haben viel Freude dabei, lernen uns immer besser kennen, achten und fühlen uns immer mehr.
Ich bekomme mehr geschäftliches Detailwissen und beleuchte auch die personelle Situation.
Mein Mann war viele Jahre „ZU nett", ZU sozial" und will nicht wahrhaben, wie oft er ausgenutzt wurde.

Ich weiß, dass sich die Verhandlungen nur so lange hinziehen, und der Druck der Banken steigt, weil er nicht konsequent emotional seine Dinge erledigt. Er schiebt die Lösung der familiären Bindung, die mit im Geschäft hängt, immer weiter hinaus und es wird für mich zäh.
Ich erlebe, wie schwer es für Männer ist, dass sie sich auf die eigene Lebens-Kraft, ihre Bewusstheit besinnen und einlassen. Die kleinen Pferdefüße am Rande sind willkommene Gäste, um sich wieder ins Denken flüchten.
Ihm durch meine Wahrnehmung seine Situation bewusst machen ist einfach und leicht. Schwer wird es, wenn er dann diskutiert, hinterfragt, wenn und aber, warum, weshalb, wieso einordnet.
Auch wenn es mir schwer ist, bleibe ich konsequent mit meiner Wahrnehmung bei der Lösung.
Die Verträge werden in meinem Erfolgs-Sinn gezeichnet!
Mein Mann erlebt, dass meine Art der Wahrnehmung auch in der brutalen Finanz- und Geschäftswelt funktioniert und erfolgreich genutzt werden kann.
Mein Mann hat ein kleines Wunder erlebt!

Ich weiß, er muss jetzt unbedingt in den gleichen Nenner kommen, sonst wirken meine wahrnehmungsreichen Verträge nicht!
Mein erster Platz ist auf der Strecke geblieben, ich erkenne, dass ich mich für das Retten der Firma und sein Wohl, SELBST verloren habe!
SUPER EGO-Tripp!
Meine Cell-Intelligenz macht mir das bewusst.
Ich nehme meinen Körper auf meine Weise wahr und sehe, wie traurig meine Körpercellen sind weil sie sich mit dem zweiten Platz ZUfrieden geben sollen.

Ich habe geglaubt, dass, wenn ich meinem Mann meine Wahrnehmung, meine Erkenntnisse immer wieder präsentiere, sich seine Wahrnehmung erhöht.

Irrtum... das muss er jetzt SELBST tun!

Ihn so sein lassen, wie er ist. Und wenn mich was stört, muss ich es bei mir klären!

Wahre Liebe ist einfach!

Partner schnüren sich mit Erwartungen, wie er sein soll, was der Andere tun soll, die Kehle ZU und das ist das Ende jeder Partnerschaft – Partnerschlacht!

Freiheit heißt, den anderen sich in seinem freien Raum bewegen lassen, damit ich mich auch bewegen kann!

eMail
Sie erhält die eMail von ihrem Mann: „Coache mit deiner unverbildeten, emotionalen Freiheit und wachen Wahrnehmung mein Umfinanzierungsprojekt. Erinnere mich jedes Mal, wenn ich mich in meinen alten Denkgewohnheiten verliere."
Sie sagt JA, und in diesem Moment nehmen ihre Billionen Körpercellen den Auftrag an und starten.
Ihr Mann ködert über LIEBE und PASSWORT - Wahrnehmung.
Sie liest, huscht nur flüchtig über die Cell eMail und öffnet schnell die zweite Mail, weil sie hier Anerkennung von ihrem Mann bekommt. Das bringt sie in Resonanz mit dem Defizit ihres Mannes und sie verlässt ihr LEBEN!
Statt die Emotionen mit der Finanzwelt reinigen, bleibt sie in ihrem Liebsten hängen und gibt ihm die ganze Aufmerksamkeit in sein Wachsen. Damit verdrehen sich Absender und Empfänger.
Sie bearbeitet die Auftrags-Mail erfolgreich. Job erfüllt, doch durch die Verdrehung löschen sich die eMails nicht!
Weil die eMails immer weiter in ihren Cellen aktiv sind, macht sich bei ihr der Virus breit. Sie übernimmt Verantwortung für ihren Mann. Und so hängt sie sich immer mehr in sein Leben. Ihr Tun ist voll auf ihn „gerichtet", ihre Guthaben fließen in seine Datenbank und verstopfen seine Cell-Buchhaltung. „Sie hat es ja nur gut mit ihm gemeint", und bringt sich selbst ins Defizit!
Sie schaltet ihren Virusscanner ein, erkennt ihre Facetten mit denen sie sich in ihrem Mann verloren hat. Ihr emotionaler Frust, Tränen und Schmerzen reinigen die programmierte Festplatte.
Dann greift das Naturgesetz und der Virus löst sich auf.

An den Geschäfts-Erfolgen, Krisen oder Miss-Erfolgen erkennt der Geschäftsmann in Resonanz seine Wahrnehmung, seine Cell-Intelligenz und die seiner Mitarbeiter. Wer dieses Barometer erkennt und emotional nutzt, steuert sich und seine Geschäfte wieder in Balance!

Andere sind immer besser und wichtiger als ich!

Schon als kleines Kind will meine Mutter, dass ich so werde wie sie sich das vorstellt. Ich soll ein gutes Mädchen werden, bei der Hausarbeit helfen und von vornherein selbstständig arbeiten. Ich soll im gleichen Tempo, in der gleichen Qualität abwaschen wie sie, soll ihre Gedanken lesen und immer wissen, was SIE will.

Bei meinem Vater ist das anders.

Der hat mich immer gelassen. Er hat mir das Tempo und mir meine Zeit gelassen.

Ich liebe es, wenn ich morgens um vier Uhr aufstehe und mit ihm angeln fahre.

Er macht mir keinen Druck und ich lerne angeln schneller und besser als den Haushalt. Das prägt meinen Glaubenssatz: Junge sein ist viel schöner.

Die können angeln, die dürfen sich dreckig machen wie sie wollen, und brauchen keine Hausarbeiten machen. Sie haben keine Pflichten wie meine Mutter sie mir aufdrängt.

In der Schule spiele ich lieber mit den Jungs als mit den Mädchen.

Als Ergebnis passe ich in keine Clique, weil ich ja weder Junge noch Mädchen bin. Irgendwie bewege ich mich als Neutrum – ein E S oder ETWAS.

Die Grundschullehrerin sagt: „Du bist so dumm, dich schicke ich nicht auf die Hauptschule, dich schicke ich auf die Sonderschule."

Und das im dritten Schuljahr!

Für die Lehrerin habe ich keinen Wert, weil ich kein Kind eines Rechtsanwalts oder Arztes bin.

Meine Oma stößt mich immer wieder mit der Nase drauf, dass ich nicht gerne Mädchen bin.

Meine Großmutter ist eine Freidenkerin und sie glaubt, dass jedes Mädchen viel mehr Wert ist als ein Junge.

Auf der einen Seite habe ich mit meiner Mutter den Druck und auf der anderen Seite muss ich den Alkoholkonsum meines Vaters ertragen. Mama will mich als Verbündete gegen meinen Vater gewinnen, und ich weigere mich, dass ich mich für eine Partei entscheide. Mit meinen zwei jüngeren Schwestern erlebe ich eine sehr schwierige Zeit.

Esther ist das Wunschkind und soll jede Menge Erwartungen erfüllen.

Sie hat sportlich viel drauf und ist intelligent und nicht so dumm wie ich.

Karin ist quietschlebendig und wahnsinnig energiegeladen und macht was sie will. Sie war ja nicht geplant und ist ein TROPI-Kind.

Sie hat Glück gehabt, dass sie nicht abgetrieben wurde. Ich war auch nicht geplant, aber als ich dann da war, ist es irgendwie in Ordnung.

Meine Eltern sind selbst noch sehr jung und dann schon drei Mädchen. Ich kann einfach kein Mädchen sein und die Dinge die damit verbunden sind tun!

Ich kann keinen Haushalt!

Ich kann nicht kochen!

Ich kann überhaupt nicht putzen und dann brauche ich auch nicht mehr helfen, weil ich das sowieso nicht gut genug mache!

Mama macht mir täglich klar, dass ich nichts kann, gar nichts!

Das PASSWORT ihrer Mutter ist „Perfekt sein". Die Mutter projiziert ihre Unsicherheit auf die Tochter und in Resonanz sieht Mama ihre Unsicherheit, ihren Unwille den Haushalt machen, durch die Tochter.
Mit ihrem Vater erlebt sie den Gegenpol als PASSWORT, die Gelassenheit, die allerdings auch nur eine Projektion ist, in Wahrheit trinkt er vor Kummer!

Mit 14 gehe ich in einen Reitverein und lerne da, dass es doch noch etwas gibt, was ich "dumme Kuh" kann.
Ich bekomme wider erwartend ein Pflegepferd.
Ich habe viel Spaß mit den Besitzern und habe Freude an der Pflege des Pferdes.
Ich putze Attaché, ich sattle ihn und wenn die Besitzerin dann mal wieder ZU spät kommt, habe ich Attaché bereits abgeritten.
Darüber hinaus befreunde ich mich privat mit ihr.
Ich passe auf ihre Hunde auf, arbeite in ihrem Garten, begleite sie auf der Fahrt in die Uniklinik und... und... und!
Ich gebe ihr den ersten Platz in meinem Leben, weil ich das erste Mal Anerkennung fühle.
Meine Mutter ist rasend eifersüchtig auf diese Frau, weil ich bei ihr Hausarbeiten mache.
Da wasche ich gerne freiwillig ab und arbeite im Garten, was ich für Mama NIE tue.
Nach zwei Jahren zeigt mir die Pferdebesitzerin ihr zweites Gesicht. Auf einmal macht sie mich für die Fehler Anderer verantwortlich und wirft mir Beleidigungen, Schuldgefühle und Schmerzen, die ihr von anderen ZUgefügt werden, ins Gesicht.
Es ist wieder wie früher!
Ich tue und mache, reiße mir den Arsch auf und stehe Tag und Nacht für sie bereit, damit sie mich mag, und dann behandelt sie mich billiger, als alles was ich vorher erlebt habe.
Das tut wirklich richtig weh, es reißt mir den Boden unter den Füssen weg.

Nach der Schule habe ich keine Idee, was ich beruflich machen soll.
Ich möchte aus dem Einzigen was ich kann, mit Pferden arbeiten, einen Beruf machen.
Dann gerate ich an einen Reitschulbesitzer, der mich und zwei Behinderte zum Arbeitssklaven macht.
Das halte ich drei Wochen durch und dann flüchte ich aus dem Stall.
Als nächstes gehe ich in einen Springstall.
Dort arbeite ich ganz allein mit den Pferden, ich sehe den ganzen Tag keinen Menschen und halte auch das nicht länger aus.
Es ist wieder wie mit meiner Mutter.
Ich soll Dinge direkt perfekt ausüben, die ich noch gar nicht gelernt habe. Das halte ich vier Wochen aus und dann habe ich die Schnauze voll von Pferden. In diesem Moment hänge ich meinen Traumjob an den Nagel, und was bleibt sind Alpträume.
Meine Mutter holt mich im Stall ab und macht mir eine Riesenszene. Sie beschimpft mich: „Du bist so sau blöd, du bist so doof, dass du diese Chance wieder nicht genutzt hast. So einen guten Stall findest du nie mehr!"
Aus Verzweiflung mache ich noch ein Jahr Schule, weil ich nicht weiß, was ich will.

Ich gehe auf den Vorschlag meines Vaters ein und bewerbe mich bei der Post.
Dort arbeitet MAN sich ja nicht tot, MAN ist unkündbar und MAN verdient gutes Geld.
Die Post nimmt mich mit meinen schlechten Noten nicht und dann mache ich eine Ausbildung im Büro.
Im Büro bin ich dann auch wieder der Doofie, der mal wieder ZU dumm ist zum Lernen. Ich denke, ich darf ja gar nicht lernen, ich muss ja von vornherein alles perfekt wissen und stelle mich wieder dumm!
Entweder ich mache alles von Anfang an perfekt, oder ich darf es nicht weitermachen, oder bekomme es wieder weggenommen.
Der Glaubenssatz: „Wenn ich mich nur dumm genug anstelle, brauche ich nichts tun" sitzt fest in meinem Kopf und funktioniert ganz einwandfrei.

Während der Ausbildung treffe ich Peter.
Er interessiert sich wirklich für mich, ich mich aber nicht wirklich für ihn. Allein die Tatsache, dass sich Peter für mich interessiert, macht ihn interessant. Ich sage ihm: „Ich will keine Beziehung mit dir!" Das macht ihn sehr traurig. Ich ertrage sein Schmerz nicht, habe Mitleid und verbringe die nächsten vier Jahre mit ihm.
Aber schon nach drei Monaten bekomme ich heftige Neurodermitis – aber wie! Ich weiß vom ersten Tag an, ich brauche die Neurodermitis für Aufmerksamkeit, endlich werde ich gesehen – so leuchtend rot wie ich aussehe!
Nach der Ausbildung bekomme ich zwei Bürojobs, werde allerdings jeweils nach sechs Monaten wegen großer Unfähigkeit entlassen.
Danach melde ich mich arbeitslos.
Für Peter soll ich die perfekt Hausfrau, Geliebte und eine super Repräsentationsfrau abgeben. Statt dass ich seinem Bild entspreche, explodiert meine Haut.
Ich weiß, dass diese Rache, diese Lebenslüge NUR von mir geheilt werden kann und kein Arzt der Welt mich aus dieser Sackgasse erlöst.
Das erste Mal im Leben weiß ich genau, was ich will und daraufhin mache ich eine Psychotherapie. Ich brauche jemanden, der mir hilft, dass ich da raus komme.
Dann will ich mich von Peter trennen, doch er droht mir indirekt mit Selbstmord.
Ich habe wieder Mitleid und bleibe bei ihm.
Ich tröste mich weiter mit der Müllabladestelle Psychologie und als ich den Druck dann gar nicht mehr ertrage, trenne ich mich endlich von ihm.
Selbstmord hin, Selbstmord her, das ist mir jetzt egal.
Soll er sich doch umbringen, wenn ihm sein Leben so wenig Wert ist.
Dann ziehe ich wieder bei meinen Eltern ein und drei Monate später ist die Neurodermitis spurlos verschwunden. Nach sechs Monaten lerne ich Hans auf den 16. Geburtstag meiner Schwester kennen. Meine Schwester ist so energiegeladen, davon will ich was abhaben und hänge mich an sie.
Hans ist das komplette Gegenteil von Peter. Er kennt keine Konventionen, lebt von der Hand in den Mund. Endlich kann ich machen was ich will und ich brauche auch nicht arbeiten, wenn ich nicht will. In einigen Wochen geht mir sein Drogen- und Alkoholkonsum heftig auf den Wecker.

Die Arbeitslosigkeit stört mich nicht weiter. Wir haben unser Auskommen, unsere Wohnung, und es geht uns gut.
Ich interessiere mich schon immer für Archäologie und will eine Ausbildung als Restauratorin machen. Vorraussetzung ist eine zweijährige Ausbildung in einem Handwerk. Das Arbeitsamt zahlt mir eine Umschulung und ich entscheide mich für den Beruf der Uhrmacherin. In Bad Pyrmont werde ich zwei Jahre in einem Internat untergebracht und sehe Hans nur alle zwei Wochen.
In dieser Zeit heiraten wir und nach vier Wochen gehe ich das erste Mal fremd.
Im Berufsförderungswerk herrscht notorischer Frauenmangel und ich bekomme sehr viel Aufmerksamkeit von den Männern. Ich verwechsele Liebe mit Sex und habe viel Sex mit unterschiedlichen Männern.
Hans fragt mich, ob ich fremdgehe? Ich lüge und mache fröhlich weiter.
Die Ausbildung macht mir wirklich Spaß, ich bin gut, habe Erfolg, fühle mich sicher und habe die Bestätigung, dass ich doch nicht dumm bin.
In der Schule schrieb ich Fünfen in Mathe und jetzt schreibe ich Einser.
Keine Ahnung, wo ich auf einmal dieses Wissen herhole!
Ich war eigentlich immer ein Klassenclown, weil ich mir das gut von meinem Vater abgeguckt habe.
Nach der Ausbildung arbeite ich acht Monate in einer sehr guten Werkstatt. Der Altgeselle redet mir wieder ein, dass ich keine Ahnung habe und ich glaube ihm.
Danach bin ich wieder reif für die Klapsmühle!
Ich trenne mich von meinem Mann, weil ich das ständige Bekifftsein nicht länger ertrage und mache eine zehnwöchige stationäre Psychotherapie.
Hier in der Therapie treffe ich Josef und verliebe mich in ihn.
Auch er will nach der Therapie keinen Kontakt mehr mit mir haben.
Gesagt hat er es nicht, nur gedacht, denke ich.
Er hat mir direkt gebeichtet, dass er ein süchtiger Spieler ist.
Ein Freund legt ihm dann nahe, dass er sich wieder bei mir melden soll und so bleiben wir dann doch in Kontakt.
Wir werden gute Freunde, nur von seiner Seite fehlt mir immer irgendetwas.
Durch ihn lerne ich die unterschiedlichsten Selbsthilfegruppen kennen. Ja… denke ich, in dieser Gruppe werde auch ich meine ganzen Probleme los.
Die Frauen haben alle die gleichen Erfahrungen gemacht wie ich, mit der Sucht ihrer Liebsten.
Was mir besonders einleuchtet ist, dass jeder für seine eigenen Probleme verantwortlich ist und sie auch selbst lösen muss.
Dabei fällt mir aber von Anfang an die Inkonsequenz auf, die dieses Programm aufzeigt.
Diese Mentalität - grundsätzlich... JA, aber es gibt irgendwie immer wieder Ausnahmen und Abweichungen, das gefällt mir nicht!
Nach der Therapie wohne ich wieder bei der Anlaufstelle Mama und sage ihr: „Mama, du musst mir genau sagen, was du von mir erwartest, damit unser Miteinander hier funktioniert!"
Meine Mama sagt mir: „Das musst du doch so langsam mal selber wissen, was ich von dir will!"
Jetzt finde ich einen Arbeitsplatz in der Eifel, bei dem ich mich endlich mal nicht überfordert fühle. Die Beziehung mit Josef ist für mich sehr anstrengend, weil er immer wieder Rückfälle hat, spielt und trinkt. Deshalb denke ich wieder, ich mache was falsch!

Die Selbsthilfegruppen bestätigen mir, dass ich nicht der Grund für sein Spielen bin.
Wir wollen uns mehrmals trennen, aber halten das nie lange durch.
Ich habe einen festen Job, einen Freund, den ich liebe und mit dem ich mich nicht streite und die Situation in meiner Familie entspannt sich.

Ich denke, jetzt kommt langsam eine Richtung in mein Leben.

Genau in dieser Zeit knallt mir die Diagnose Brustkrebs um die Ohren.
Das ist ein absoluter Schock, weil ich mit so etwas nie… nie… gerechnet habe.
Meine ersten Worte sind. „Ich mache auf keinen Fall Chemo-Therapie."
Die Chemo ist ein riesiges Schreckgespenst - für mich der Inbegriff von Krebs und Tod!
Die Ärzte und meine Mutter schlagen auf mich ein, ich solle auf jeden Fall die Chemo nehmen.
Sie drohen mir, dass ich sofort sterbe, wenn ich jetzt nichts tue.
Ich nehme die Chemo, damit meine Mutter beruhigt ist und ich kein schlechtes Gewissen haben muss, wenn sie Angst hat.

Anette trifft auf Menschen, die das gleiche PASSWORT „sich dumm stellen" haben und in Resonanz davon ist sie das Opfer. Die anderen sind die Täter, doch in der gleichen Frequenz.

So schlimm meine Situation auch ist, aber ich bekomme mit Krebs von meinem Arbeitgeber, von meinen Eltern, von allen endlich reichlich Aufmerksamkeit.
Anfang August wird der Knoten entfernt.
Die Wunde heilt gut und macht keine Probleme.
Am 11. September dann die erste Chemo.
Genau… genau vor einem Jahr ballerte ein An-Schlag auf das World Trade Center und heute der An-Schlag auf mein Leben!
Mir ist so kotzübel von der Chemo, dass ich lieber sterben würde, als das noch länger ertragen!
Bis heute habe ich jahrelang ein kleines Kreuzchen um meinen Hals getragen, und das habe ich irgendwo im Krankenhaus verloren. Jetzt ist mein Leid ja offensichtlich, jetzt brauch ich ja kein Kreuz mehr um meinen Hals, damit jeder mein Leid sieht!
Ich kaufe jede Menge Literatur über das Thema Krebs und finde das Buch "leben Ich hatte Krebs… und wurde gesund"!

Ich lese das Buch und erfahre von einer Cellklärung.
Ich weiß direkt… wenn mir überhaupt irgendetwas helfen kann… dann das! Doch mir fehlt der Mut, einfach mal anrufen und Kontakt aufnehmen.
In der Selbsthilfegruppe erzähle ich Carola von dem Buch, gebe ihr die Telefonnummer von der Cellklärung für ihre an Krebs erkrankte Schwiegertochter.
Michaela nutzt das Angebot direkt und ich warte noch ab und kann mich nicht entscheiden.
Als Michaela dann wieder heim kommt, frage ich sie wie es war!
Sie sagt: „Das kann ich dir nicht erklären, dass musst du selbst erleben und tun!"

Daraufhin rufe ich endlich selbst bei „Re-Light" an und nach einem kurzen Gespräch bestelle ich das Basis Buch und schlucke, weil ich so viele Euros für den Kurs zahlen soll.
Aber ich fühle, dies ist meine letzte Rettung. Josefs Tante leiht mir das Geld und ich fliege.
Noch bevor ich die Anmeldung abschicke weiß ich, danach gibt es kein ZUrück, keine faulen Ausreden, keine Bequemlichkeit, keinen Selbstbeschiss und keinen Selbstbetrug mehr.
Als ich auf dem Flughafen durch die Zollkontrolle gehe, kämpfe ich gegen den Drang an… weglaufen. Als ich das erste Mal in das schöne Hotel komme denke ich, hier bist du falsch! Gleich kommt jemand und sagt mir, Leute wie du haben in so einem schönen Hotel keinen Einlass!
In so einem eleganten Hotel soll ich wohnen… phhh?
Ich laufe mit Glatze herum, es ist mir peinlich wie ich aussehe und überhaupt…! So etwas ist doch nur was für bessere Menschen… nicht für mich!
Für so etwas Schönes bin ich nicht gut genug!
Die folgenden Tage kann ich nicht beschreiben.
Ich habe das Gefühl von mindestens vierzehn Tagen und mir fliegen meine Programme nur so um die Ohren… aber so heftig!
Am letzten Tag habe ich wirklich das Gefühl, ich kenne mich selber nicht mehr. Ich schaue auf der Toilette in den Spiegel und erkenne mich in der ersten Sekunde nicht. Ich erkenne mich wirklich nicht… so etwas habe ich noch nicht erlebt!
Hier steht eine gut aussehende, selbstbewusste Frau, die selbst mit Glatze noch gut aussieht. Abends rufe ich Josef an und sage ihm, dass er mich pünktlich am Flughafen abholen soll. Dann sagt er mir am Telefon: „Ich habe gestern auf der Hochzeit eine Frau kennen gelernt und mich total verliebt. Ich trenne mich von dir!"
Ich sage, ich habe mich auch verliebt - in mich!

Am nächsten Tag laufe ich mit Gertraud und Gerhard durch Palma.
Ich sehe ein hübsches Kleid im Geschäft, will es eigentlich anprobieren und tue es dann doch nicht, weil ich das Geld lieber behalte und nicht ausgeben will. Ich gehe dann allein weiter und komme an der Kathedrale vorbei. Eine von den Blumenfrauen bietet mir Blumen an. Da ich kein Spanisch verstehe, weiß ich im ersten Moment nicht, was sie will. Ich gebe ihr einen Cent, aber das reicht ihr nicht. Dann wühlt sie mit ihren Fingern in meinem Kleingeld herum und fischt nach langer Suche fünfzig Cent heraus. Ich denke, für eine dämliche Blüte ist das aber ziemlich viel und gehe weiter. Ich fahre mit dem Taxi in das Hotel und als ich den Fahrer bezahlen will, merke ich, dass sie mir das gesamte Geld, sämtliche Scheine, aus dem Geldbeutel geklaut hat. Da geht mir auf, wie ich mich selbst mein Leben lang beklaut habe.
Ich leihe mir von Karin Geld und zapfe mir aus dem Automat neues.
Dann treffe ich Elisa in der Lobby und erzähle ihr die letzten Stunden. Josef hat sich verliebt, das Geld ist weg und sie sagt einfach: „Siehst du, wie direkt das jetzt geht. Du hast deine emotionale Bindung mit Josef hier aufgelöst und am gleichen Tag verliebt er sich neu. Die Frequenz der aufgelösten Programme funktioniert auch in 1500 Kilometer Entfernung. Er war ja so wie so nie so richtig in dich verliebt.

Wenn du dir das hübsche Kleid in Palma wert gewesen wärst, hätte dich keiner beklaut. Der Dieb war in der gleichen Schwingung wie du selbst!“
Ich begreife strahlend und bin gar nicht sauer. Na… die Erkenntnis ist mir achtzig Euro wert.
Mit den vielen Geschenken - Erfahrungen und einem ganz neuen Selbst-Wert- fliege ich nach Hause.
Josef holt mich am Flughafen ab und staunt Bauklötze, genau so wie meine Familie!
Alle die mich kennen, staunen… phhh…!
Dann gehe ich wieder in meine alten Gewohnheiten, tue nichts mehr und das Hochgefühl verlässt mich, weil ich Angst habe, meine Emotionen vor anderen zeigen.
Damit ich nichts tun muss, trickse ich mich wieder mit den riesigen großen Ansprüchen an mich aus.
Das funktioniert aber nicht mehr und ich merke, wie ich mich wieder verstecke. Ich treffe Elisa und lasse mich neu in Emotionen jagen. Jetzt lasse ich mich wieder auf mich ein und mache kleine Schritte. Einen vor den anderen Schritt erlaube ich mir jetzt.
Das ist viel einfacher - viel leichter, als ich denke!
Seitdem zeige und kläre ich meine Emotionen und habe nie wieder damit aufgehört.
Mein Leben krempelt sich völlig um. Die Bequemlichkeit funktioniert nicht mehr, die ist vollkommen zerschlagen.
Ich schaue mir noch einmal die Selbsthilfegruppen an und erkenne jetzt, warum da keiner heraus kommt. Sie suhlen immer tiefer im Leid herum, weil das Leid ihre Projektionsfläche ist. Sie machen es sich immer wieder in ihrem Elend gemütlich.
Geteiltes Leid ist halbes Leid… denkste, es ist vierfach Leid!
Ich weiß, dass ich dieses Gejaule nicht länger brauche und gehe für immer!
Den alten Weg habe ich emotional erlöst und meinen neuen Weg gehe ich Schritt für Schritt.
Ich habe immer mal wieder Angst. Da sind so viele Drehungen und Windungen, die ich oft nicht sehe. Doch ich weiß jetzt, was ich will und wofür ich lebe.
Ich bin jetzt meine Nummer EINS in meinem Leben.
Josef merkt meinen Wandel und kann seine Spielchen nicht mehr mit mir spielen.
Er ist so begeistert von meiner neuen Lebenslust, dass er die auch haben will.
Dann geht er auch auf die Insel und erkennt seinen eigenen Weg.
Selbst das Spielen am Automaten macht Josef keinen Spaß mehr, weil ich mich nicht mehr darüber aufrege.
Jetzt ist unsere komische Beziehung eine schöne Partnerschaft!

Nicht die Anderen müssen sich ver-ändern, sondern jeder SICH SELBST. Als Annette ihren Josef ändern wollte, ging das nicht, weil beide auf der gleichen Frequenz gesendet haben. Der eine spielt „bewusst“ seine Spielsucht und der andere zockt die anderen „unbewusst“ durch „sich dumm stellen“, ab. Jeder kennt in Resonanz des anderen Spiel! Sobald das aufgedeckt und emotional gereinigt ist, gibt es ein befruchtendes Miteinander, statt Gegeneinander!

Re-Light Body Cellness - Körperwahrnehmung

Wo Wellness, Kosmetik, Massagen und Selbst-Wert-Mangel aufhört, beginnt Re-Light Cellness.

***D**ie heutige Kosmetik / Wellness behandelt immer von außen nach innen, weil wir glauben, dass es dem Körper an etwas fehlt.*
Wir gehen in die Massage, lassen unseren Körper massieren und die Blockaden aufbrechen, nennen es "Entspannung" und leben danach genau so weiter wie vorher, was wieder neue Blockaden schafft. Der Körper wird in der Sauna, durch die Massagen, mit Creme und Ölen immer wieder neu be-lebt, doch die Cell-Intelligenz, die Basis der Celle, fühlt sich missachtet, da sie in Wahrheit kein Defizit kennt und alle Stoffe, die der Körper braucht, selbst produziert. Die Cell-Intelligenz muss aktiviert, und nicht länger mit neuen Erfindungen benebelt werden.
Bei bestimmten Symptomen und Krankheitsbildern lassen wir uns eine Lymphdränage geben, weil der Körper signalisiert, dass die Lymphen ZU oder überfordert sind, dass sie ihre Arbeit nicht mehr tun. Nach zehn oder zwanzig Behandlungen denken wir, dass wir ja jetzt was getan haben und fühlen Erleichterung.
Ich gebe ihnen folgendes Bild:
Sie haben einen alten Brunnen, rühren von unten den ganzen alten Schlamm, Dreck hoch und dann sehen Sie das Wasser getrübt. Wenn Sie Tage warten, setzt sich der Schlamm wieder unten am Boden ab und das Wasser sieht scheinbar sauber aus.
So reagiert auch der Körper.
Sie lassen die Schlacke oder Toxine in einer Massage bewegen, ein gewisser Prozentsatz wirbelt sich hoch, kommt in Bewegung und will ausgeschieden werden.
Danach sollten sie ein Salzbad nehmen, viel Wasser trinken, stattdessen gehen Sie lieber ein Bierchen heben oder abends mit Freunden für die Entspannung ein Prosecco oder… oder… genießen.
Die hoch gewirbelte Schlacke bekommt gar keine Zeit, dass sie den normalen Transportweg nutzt, und somit setzt sich die Schlacke einfach wieder an Po, Bauch, Beinen oder Armen fest.
Das Spiel geht dann jahrelang immer so weiter und der Körper baut immer mehr Schlacke auf, und Sie denken, dass Sie was getan haben.
Nur Sie haben Ihre eMail an die Kosmetikerin, an den Masseur, statt an Ihre Cell-Intelligenz, gesendet. Der ganze kosmetische Vorgang hat nur Sinn, wenn Sie die eMail mit Ihrer Botschaft direkt an die Cellen senden. Setzen Sie mindestens zwei Monate täglich die Schlacke in Bewegung, damit der Körper Zeit hat, die hoch geschwappten Schlacke, aus dem Körper lösen und ausscheiden.
Diese tief sitzenden Programme lassen sich nicht in einer Woche, einer Sitzung komplett reinigen. Der Saug und Reinigungsprozess muss ständig neu vollzogen und aufgewirbelt werden.
Das was dann an die Oberfläche kommt, muss der Körper selbst abtragen, damit sich die Toxine nicht wieder an anderer Stelle festsetzen. Deshalb sind die heutigen kosmetischen und chirurgischen Maßnahmen, das Absaugen eine sehr kurzsichtige, und für die Körpercellen verheerende Methode.
Unsere Körper brauchen dringend Körper-Wahrnehmung!
eMail
Egal, was Sie kosmetisch oder chirurgisch vornehmen. Die eMails müssen bewusst an die Cell-Intelligenz gesendet werden, damit die Cellen ihre Arbeit machen können. Sonst arbeiten Sie wieder

von Außen, und die Cellen schicken Ihnen später eMails, in denen sie sich mit Allergien, schief sitzender Brust, Dellen in den Oberschenkeln, Po, Bauch, Pickeln, Hautveränderungen beschweren.
Die Körper brauchen Wahrnehmung, Schöpfer-Chemie und dann ändern sich die WERTE VOM SELBST!
Ich gebe ihnen noch ein anderes Bild:
Ein altes Haus ist nicht mehr repräsentativ und Sie bauen über das alte Gemäuer ein komplett neues Haus. Das alte Haus werden Sie dadurch nie los, nur Sie denken, Sie hätten ein neues Haus.
Von außen gesehen ist das neue Haus sichtbar schön, nur wenn Sie von innen das neue Haus ansehen, sehen Sie die alten Gemäuer. Genau so ist das mit der Haut. Sie reparieren und renovieren Ihren Körper und von außen sieht alles topp aus.
Die Cellen nehmen immer noch das „alte Gebäude" wahr, weil sie nur von innen sehen können, und verstehen die Welt nicht mehr. Die Cellen produzieren immer noch die Stoffe für das alte Gebäude. Diese Fehlleitung oder Umleitung ist der Zwiespalt zwischen Ihrer Vorstellung und der Wahrnehmung Ihrer Cell-Intelligenz. Ihre Cell-Intelligenz lässt sich nicht belügen, so wie Sie das mit sich SELBST machen.
Der mangelnde SELBST-WERT bleibt und zeigt sich später unterdrückt als Körperblockade, Krankheitssymptom oder Un-ZU-Friedenheit!

Ich biete Re-Light Body Wahrnehmung an, damit Menschen wieder ihre Wahrnehmung finden und ihren Körper bewusster wahrnehmen, statt fühlen durch das Kontrollsystem Gehirn!
Re-Light ist immer im "IST"!
In der Cell-Bewegung wird die Cell-Intelligenz angesprochen und nicht das Programm - Defizit.

Ich gebe Ihnen ein Wahrnehmungs-Gleichnis:

Sie bewundern eine Blume,
weil sie schön ist, gut riecht oder Sie fasziniert.
Dann gehen die Gedanken los:
Wie heißt diese Blume?
Welcher Abstammung entspringt sie?
Wo gibt es diese Blumenart noch?
Wie lange blüht diese Blume?
Wann ist ihre Blütezeit?

Sie machen sich stundenlang Gedanken über die Besonderheit dieser schönen Blume.
Sie investieren viel Zeit in diese Gedanken und senden eine lange eMail an die Blume. Die Blume selbst interessiert das gar nicht, und nimmt ihre eMail nicht an, weil sie nicht mit Ihnen in Resonanz schwingt.
Die Blume nimmt alles in ihrer Schwingungs-Frequenz wahr, wir denken und lernen, wer wir sind!
Die Blume nimmt ihren Namen als Schwingung wahr, da sie ihre Abstammung kennt. Sie weiß, wann und wie lange sie blüht, wie sie duftet und wie sie heißt. Sie nimmt sich 24 Stunden täglich SELBST wahr und Sie dürfen sie nutzen, genießen, sich mit ihr freuen.
Die Blume interessiert es nicht, was Sie mit ihr wahrnehmen.
Wenn Sie diese Zeit der Wichtigkeit und Begeisterung in sich investieren würden, würden Sie Ihre eMails an sich selbst, an Ihre Cell-Intelligenz adressieren.
Dann genießen Sie Ihren Duft, Ihre Blütezeit, Ihre Art, Ihre Schönheit und sie erinnern sich an Ihre eigene Abstammung und haben viel Freude mit
SICH SELBST!

Die Blume empfindet ihre Frequenz immer und zeigt ihre Üppigkeit, ihren Duft.

Endlich Ruhe,

vor Telefon, vor Mutter, vor Vater, vor den Schwiegereltern, der Verantwortung des Betriebes, vor Kundschaft, Familie… denke ich und gleichzeitig jagt mich der Tod, obwohl ich doch noch so viel vorhabe.

Ich habe eine starke Großmutter und eine genauso starke Mutter.
Wie die beiden habe auch ich was Starkes in mir und werde in der Hochzeitsnacht meiner Eltern, beim ersten Mal gezeugt und sie geben mir den Namen meiner mächtigen Mutter – Mechthild die „Zweite".
Ich habe eine schöne Kindheit und wenn ich nicht funktioniere, werde ich mit erhobenem Zeigefinger ZUrecht gestutzt, dass es für meine Mutter wieder passt. Sie ist selbstständige Schneidermeisterin und muss sich zwischen Familie und Beruf entscheiden. Mein Vater will nicht, dass ich zwischen Stecknadeln und Stoffresten aufwachse, dabei weiß ich doch, dass Stecknadeln nicht in den Mund genommen werden.
Auf Drängen meines Vaters gibt meine Mutter ihre Selbstständigkeit auf und tauscht ihre Selbstständigkeit gegen das Familiennähen aus.
Die Arbeit bleibt die gleiche, nur jetzt arbeitet sie genau so viel ohne Geld für die Verwandten!
Jedes Mal wenn mein Vater sieht, wie viel Freude sie bei der Näherei hat, ist er beleidigt, spricht nicht, geht in den Keller und muffelt. Er ist eifersüchtig auf die Näherei, ihren Spaß und ihren Erfolg. Dann hat sie ja keine Zeit für ihn und er sieht, wie sie in ihre Modelle, in ihre Kleider, in ihre Stoffe verliebt ist. Sie zeigt eine ganz besondere Begabung für ihre Berufung und nutzt mich oft als Model.
Mir näht sie die tollsten Kleider und alle beneiden mich. Und was sie mir nicht näht, wird gestrickt.
Das zieht sich so lange hin, bis meine Mutter krank wird. Sie hätte oft gern NEIN gesagt und sagte JA.
Sie wollte ein eigenes Kind, ein eigenes Haus, eine glückliche Partnerschaft und erfolgreich im Beruf sein. Sie hat sich die große Freude ihres Berufes nehmen lassen und dann stirbt ihr über alles geliebter Vater.
Jetzt ist sie mit ihrer mächtigen Mutter im Kopf allein!
Für meine Mutter ist der Tod des Vaters schlimmer als für Oma.
Meine Mutter trägt lange Trauer und bricht sich den Arm so kompliziert, dass er immer wieder neu gebrochen werden muss. Ich stehe nun mit meinem Vater als Zwölfjährige allein da, weil meine Mutter immer länger im Krankenhaus bleibt. Jetzt kann sie nicht mehr nähen, nicht mehr stricken, nicht mehr kochen, putzen, einfach gar nichts mehr.

Das PASSWORT „starke Frau" geht mit den Schwächen ihres Mannes in Resonanz. Als der Vater stirbt, benutzt sie den Tod, den Verlust und traut sich, ihre „unerträgliche, unbewusste" Schwäche zeigen.

Mein Vater hat sich als Kind und Jugendlicher immer für seine herzkranke Mutter verantwortlich gefühlt und ihr im Haushalt geholfen. Jetzt ist es wieder so, wie in seiner Jugendzeit. Er denkt, es ist sein Schicksal, dass er für seine Frauen wischen, putzen und Haushalt machen muss. Er fühlt sich wieder wie eine Haushaltshilfe, das wollte er doch nie mehr sein.

Die Resonanz holt ihn wieder ein und er erlebt sein selbstgeschriebenes eMail.

Da kommt ihm der Gedanke, falls meine Mutter länger krank bleibt, nimmt er mich von der Schule. Eine muss ihm ja den Haushalt führen. Von dem Armbruch erholt Mama sich nicht und wird schleichend kranker.
Keiner weiß, welche Krankheit sie hat.
Jeden Tag neue Diagnosen!
Sie hat nur noch einen ganz kleinen Kopf, kann nicht mehr essen, trinken, behält nichts bei sich, weil sich jetzt das Nebennierenrindenhormon auch noch auflöst. Die Ärzte meinen, dass schon während des Krieges ein Infekt die Krankheit schleichend ausgelöst hat.

Ihre Datenbank erinnnert Sie nur an den tiefen Krieg, Hass in ich!
In Resonanz sendet sie das "unbewusst" den Ärzten!
Aus den SELBST gesendeten eMails werden alle Diagnosen gestellt!

Das PASSWORT ist Krieg. Da dieser Vorgang "unbewusst" verschlüsselt abläuft kann sie sich heimlich davon schleichen und muss keine Antwort dafür tragen.
Sie selbst sendet die eMails, „unbewusst" an die Ärzte, die ihr den Inhalt dann später, als eMail Antwort, in Form von einer Diagnose, wiedergeben!

Mit vierzehn Jahren wasche ich den geschwächten Körper meiner Mutter, wenn mein Vater nicht da ist. Ich kaufe ein, kümmere mich um den Haushalt, gehe in die Schule und vergieße keine Träne.
Ich muss stark sein - ich muss durchhalten!
Mein Vater lädt seine Emotionen im Keller ab und schlägt wie ein wilder auf Baumaterialien für unseren Umbau. Manchmal sagt er, dass er sich jetzt erhängt. Dann sage ich: „OK, ich gucke mal nach einem Strick", und dann hat sich das mal wieder.
Er guckt erstaunt und geht weg.
Vor allen Dingen nachts im Notfalldienst ins Krankenhaus rein - aus dem Krankenhaus raus, es ist so anstrengend - so schwer für mich. Ich sehe wie sie ihre letzten Kräfte mobilisiert und sich immer wieder aufbäumt. Von dieser starken, selbstständigen und manchmal auch gefürchteten spitzen Zunge ist nichts mehr da. Nur noch eine hilflose Mumie, vierzig Kilo!
Eines Tages rufen uns die Ärzte und sagen: „Sie lebt nur noch ein bis zwei Stunden!"
Mein Vater und ich gehen ins Krankenhaus - Abschied nehmen!
Als wir in das Zimmer kommen, erklärt uns der „liebe Gott in Weiß", dass es jetzt für diese Krankheit ein Ersatzmittel gibt. Sie verabreichen es ihr direkt und hoffen auf die Wirkung.
Ich fühle mich leer und kann an nichts mehr glauben. Doch zwei Stunden später geschieht dasWunder!

Meine Mutter hebt aus eigener Kraft das kleine Köpfchen hoch.

eMail
Mama erinnert sich doch wieder ans Leben und sendet, dass ihre Tochter ihre Lektion mit ihr noch nicht angenommen hat. Sie endet in Resonanz der Welt, dass sie in dieser Minute ein Wundermittel braucht, welches ihrer Tochter ihr Leid ersparen soll. Die Tochter macht die eMail nicht auf und deshalb erkennt sie den Sinn, die Botschaft und ihre Chance nicht. Also geht sie weiter mit den Ahnen-Programmen durch die Welt und wartet auf ihr eigenes Schicksal.

Doch ich bleibe emotional zwischen dem Wunder und dem Tod stehen. Mein Vater hatte den Ärzten jahrelang vorgeworfen: „Ihr fliegt auf den Mond, nur meiner Frau könnt ihr nicht helfen!" Papa und ich fühlen uns demütig gegenüber den Ärzten, dass sie für Mama ein Wundermittel gefunden haben. Schon nach Stunden nimmt sie Nahrung auf und sie wird aufgepäppelt.
Im Laufe der nächsten Wochen zeigen sich viele Nebenwirkungen durch das „besondere Cortison".
Sie nimmt zwar Gewicht an, aber nicht aus eigener Kraft. Das „so genannte Wundermittel" entpuppt sich für uns alle zum Alptraum, denn wenn sie es mal nicht nimmt, versagen ihre Organe und sie stirbt direkt.
Erst dachten wir, dass das Wundermittel die letzten schrecklichen vier Jahre vergessen macht und Mama wieder so wird wie früher.
Doch jetzt hat das Wundermittel mich in der Hand.
Ein Hüsteln, ein verkehrter Atemzug, immer in der Angst, das sie irgend etwas nicht verträgt und dann doch beim nächsten Nierenversagen stirbt!
Ich lasse mich mit meinen jungen sechzehn Jahren so von dieser Krankheitswaffe bedrohen, dass ich noch angepasster werde und nur noch liebes Mädchen, brave Tochter bin. Wenn ich schwimmen gehen will, muss ich für sie daheim bleiben.
Wenn ich mich mit meinen Freundinnen treffen will, macht sie mir ein schlechtes Gewissen.
Ich weiß gar nicht, was ein junges, lustiges, unbeschwertes Leben ist.

eMail
Mechthild heißt nicht nur wie ihre Mutter, sondern geht auch noch direkt mit ihr in Resonanz.
Das PASSWORT, womit die Mama das Kind durch Generationen erreicht heißt: Krankheit, Schuld und Verachtung des eigenen verpfuschten Lebens.
In Resonanz versteckt sich Mechthild vor dem Leben, vor der Verantwortung und opfert sich für die Mutter, statt einfach ihr eigenes Leben erleben. Dahinter versteckt sie ihre eigenen Ängste und erlebt diese mit Mamas Krankheit.
Der Tod hat die Tochter schon jetzt in den Fängen, spielt auch mit ihr!

So verbringe ich meine Jugend. Wenn ich nicht brav bin, werde ich mit dem Tod meiner Mutter bestraft und ich habe Schuld.
Nur wenn meine Mutter wieder im Krankenhaus liegt, fühle ich mich von ihrer tyrannischen Art befreit. Aber als brav geformtes Mädchen gehe ich sie hilflos, klein gemacht besuchen. Sie prahlt bei den Krankenschwestern, was sie für eine hübsche liebe Tochter hat. Sie zeigt ihnen

ihre selbst entworfenen schönen Kleider, die ich bis achtzehn tragen muss. Sie hat uns alle in der Hand, und wenn ihr was nicht passt, holt sie ihre Krankheit hervor.
Wenn sie gefordert wird, oder ihr was unangenehm ist, ist sie auf einmal wieder schwer krank. Genau wie es ihr ihre Mutter vorgelebt hat, worüber sie sich heute noch aufregt.
Selbst mit der schweren Krankheit steht sie in der gesamten Familie im Mittelpunkt und setzt meinen Vater und mich Schach-Matt.
Nur wenn sie näht, ist sie wieder wie früher.
Durch diesen ständigen Schleudergang von Leben und Tod meiner Mutter fühle ich mich so zerrissen, dass ich mich nicht wage, meinen eigenen Weg gehen. Ich kann mich einfach nicht von ihr abnabeln. Ihr ständiger Todesgeruch hängt auch an mir und lässt mich nicht „ICH" sein.
Ich wäre gerne Kindergärtnerin geworden, aber Mama hat für mich einen anderen Beruf ausgesucht. Ich glaube, dass mich meine Mutter immer als Konkurrentin gesehen hat. Alles, was ich gut gemacht habe, ist ihr Verdienst, aus den guten Genen und der guten Erziehung. Sie nimmt mir jeglichen Erfolg weg. Sie ist eifersüchtig auf alles was ich tu, und macht mir jederzeit liebevoll klar, dass sie doch alles besser macht. So kann ich tun was ich will, es reicht ihr nie. Mir ist klar, dass ich nie Schneiderin werde. Es reicht, dass wir den gleichen Namen tragen, dass reicht wirklicht! M e c h t h i l d reicht... da muss ich als Abbild nicht auch noch ihren geliebten Beruf erlernen. Bevor sie wieder ins Krankenhaus geht, organisiert sie mir noch schnell eine Lehrstelle als Bürokauffrau im Textilfachgeschäft.
Ich will da gar nicht hin. Ich will mich selbst erst einmal umschauen.
Ich lasse mich mal wieder klein drücken und meine kranke mächtige Mutter entscheidet.
Trotz allem unterschreibe ich meinen Lehrvertrag. Erst mache ich es mir sehr schwer, ecke an, doch dann mache ich aus der größten Scheiße das Beste.
Zeige überall Durchsetzungsvermögen, komme sehr gut mit den Menschen klar, mache meine Ausbildung schneller als die Anderen und organisiere Modenschauen.
Mama kränkelt chronisch weiter vor sich hin und hält uns in Aufregung. Jedes Mal, wenn das Telefon klingelt, verkrampfe ich - die Krankheit hat mich voll in der Hand.
Nach ein bisschen Händchenhalten mit den Jungs rufen die Hormone und ich treffe Heiner.
Heiner ist lustig, lebensfroh und ich befreie mich von der „bleiernen Schwere" meines Elternhauses.
Bei uns fand ich es immer langweilig. Tagein, tagaus immer dieses schwere Leiden.
Ich kann machen was ich will und es heißt: Das geht nicht, weil Mama krank ist. Das andere darf ich nicht, weil ich auf Mama aufpassen muss. Das können wir uns nicht leisten, immer die große Angst, dass kein Geld da ist und wir das Haus nicht abbezahlen können. Papa muss eine Arbeit tun, die ihm keinen Spaß macht. Er arbeitet für uns, damit das Haus bezahlt wird und wir leben können.
Ich mag die Eltern von Heiner und seine Familie gern, weil sie einen aktiven Geschäftshaushalt führen. Da ist so viel Lebendigkeit und es läuft nicht alles nach Plan. Die haben es nicht so aufgeräumt wie wir.
Das gefällt mir sehr. Heiner kommt jeden Abend in mein Elternhaus und meine Eltern lassen uns in Ruhe. Er kommt aus einem Handwerksbetrieb und muss den Betrieb seiner Eltern

übernehmen und die Meisterprüfung ablegen. Diese Aussichten gefallen meiner Mutter sehr, weil ein Meisterhandwerk goldenen Boden hat. An manchen Tagen spricht Heiner nicht und ich sehe in seinen Augen eine tiefe Traurigkeit.
Ist das Lustige nur gespielt oder Fassade?
Habe ich was falsch gemacht, liebt er mich überhaupt?
Nach einiger Zeit finde ich heraus, dass auch in seinem Elternhaus diese „bleierne Schwere" ist. Seine Mutter führt den Betrieb und sein Vater war lange im Krieg, geht morgens aus dem Haus und kommt oft betrunken heim. Er hat sich an manchen Tagen einfach ausgeklinkt. Ist das der Grund, der Heiner so traurig und stumm macht. Wenn seine Mutter ihren Willen nicht bekommt, droht sie auch schon mal mit Selbstmord, stellt uns die Schlaftabletten auf den Tisch und sagt: „So will ich nicht mehr weiter leben, mein Sohn kümmere dich um deinen Vater, sprich mit ihm, denn so lebe ich nicht mehr weiter!"
Das kommt mir aber bekannt vor. Dieses Theater kenne ich ja schon von meinem Vater.

eMail
Merken Sie, wie sich die eMails immer wiederholen, bis die Programme aus der Datenbank emotional getilgt sind.
Da wir Menschen das vergessen und Angst vor uns selbst haben, tilgen und löschen wir die Daten nicht, sondern packen immer noch mehr drauf. Und am Schluss reden wir vom Stammbaum und Ahnentafeln. In Wirklichkeit überholen wir uns alle nur selbst und tauschen immer wieder die gleichen alten Programme aus, bis zum Sankt Nimmerleinstag.
Heiners Vater reagiert stumm und trinkt weiter, damit er seine Bürde, sein schweres Los vergisst!
Der Sohn ersetzt seinen Vater im Betrieb mehr und mehr, obwohl er lieber einen anderen Beruf erlernen will. Seine Mutter ruft sogar beim Arbeitsamt an und sagt: „Treiben sie meinem Sohn die Flausen aus dem Kopf, das er Tierarzt werden will. Er muss daheim arbeiten, weil sein alter Vater und ich den Betrieb nicht allein schaffen!"

So wählt auch seine Mutter für ihn den Beruf aus und statt seinen Traumberuf lernen, lässt er sich als Handwerker ausbilden und macht seine Meisterprüfung, damit das Geschäft weiter in Familienhand bleibt. Nach fünf Jahren heiraten wir. Ich gebe auf Wunsch der Schwiegermutter meinen Beruf auf und tauche ganz in seine Familie ein. Meinen Eltern überlasse ich meinen über alles geliebten Dackel, den mein Mann mir vor zwei Jahren geschenkt hat.
Auf unserer Hochzeitsfeier sitze ich zwei Stunden mit den Gästen allein, weil mein Mann seine Tauben zum Wettflug einsetzt. Am nächsten Tag schon falle ich aus meiner rosa Wolke in die harte Realität. Eigentlich wollte ich nur einen Retter, damit ich brav aus meinem Elternhaus flüchten kann.
Meine Schwägerin überlässt mir die Altlasten ihrer Familie, die Firma und flüchtet direkt nach Holland, wo sie einen Psychologen heiratet.
Mein Mann und ich gehen oft feiern, damit wir dem Elend unserer Eltern entfliehen. Dann kommen wir spät in der Nacht heim und schlafen bis in die Puppen. Wir fühlen uns vogelfrei, befreit von Elternlasten und machen unser Ding. Sie schimpfen zwar manchmal, aber das stört uns nicht. Wir arbeiten beide viel und in der Freizeit machen wir uns eine richtig schöne Zeit.

Wir fahren oft nach Holland ZU seiner Schwester und haben sehr viel Spaß miteinander.
Jetzt wo die Schwester fort ist, wird mir die alltägliche Tochterrolle von meiner Schwiegermutter übergestülpt.
Ich will es immer noch nicht wahrhaben, dass ich mich schon wieder im Gefängnis befinde.
Für Heiner ist es wichtig, dass er mit mir verheiratet ist und mir ist es wichtig, dass ich Kinder habe. Für meinen Mann sind Kinder nicht wichtig, dennoch werde ich direkt schwanger, und meine Schwiegermutter erzählt mir viel von ihren Fehl- und Todgeburten. Da holt mich der Geruch des Todes wieder ein und sie impft mir ihre Angst, ihren nicht verarbeiteten Lebensschmerz und die Schuld ihrer nicht geboren Kinder penetrant ein.
Als ich voller Freude vom Arzt komme und meinem Mann das Ultraschalbild unseres Sohnes zeige, geht die Schwiegermutter dazwischen und hat plötzlich wichtigere, geschäftliche Dinge mit ihm ZU regeln.
Sie blockiert unsere Freude auf unser erstes Kind und ihr erstes Enkelkind.
Aber mein Mann freut sich jetzt auch auf unser Kind.
Sie erträgt es kaum, dass mein Mann mich immer an erste Stelle stellt und dann kommt erst der Betrieb und dann sie. Gott sei Dank knie ich mich 100% in den Betrieb, mache mal wieder aus der Scheiße das Beste und somit kann ich meinen Mann gut motivieren.
Meiner Schwiegermutter waren Betrieb und Häuser immer wichtiger als ihr Mann und ihre Kinder. Sie entschuldigt sich immer noch mit ihren Todgeburten und hat Angst, dass die beiden lebenden Kinder auch noch sterben könnten.
Sie hat Angst vor dem Leben und dem Tod!
Der Betrieb und die Häuser können ja nicht sterben, deshalb konzentriert sie sich lieber auf „tote" Gegenstände. Was schon "tot" ist, kann ja nicht mehr „sterben". Ich habe eine leichte Geburt und komme glückstrahlend, aber auch etwas ängstlich, dass ich alles richtig mache, allein gelassen von Mutter und Schwiegermutter, mit unserem Sohn nach Hause. Unser Sohn schreit viel, hält mich Tag und Nacht auf trapp. Unser hektisch lauter Alltag lässt mich mit dem Kind nicht zur Ruhe kommen. Ich fühle mich so müde und möchte nur noch schlafen. Am liebsten würde ich die Verantwortung für das Kind abgeben. Ich schlafe Tag und Nacht nicht, fühle mich nur noch erschöpft und müde, aber lasse mir nichts anmerken. Nach und nach normalisiert sich der Alltag und ich arbeite immer mehr.

eMail
Mechthild sendet dem kleinen Baby das Angst-PASSWORT wie es ihre und seine Eltern getan haben.
Die eMail heißt: Immer schön den Mund halten und wortlos leiden. Hauptsache Durchhalten.
Das Baby hat die gleichen Programme gespeichert, sonst hätte es sich andere Eltern, mit anderen Programmen gesucht. Nicht die Arbeit, sondern die ungeklärten Programme belasten.
Im Erkennen und Klären löst sich die Schuld und die Gene-ratio Plage auf!

Betrieb und Wohnraum sind in einem Haus und so haben wir permanente Unruhe und Telefonklingeln. Es gibt immer weniger Raum für uns und unsere kleine Familie.
Nach zwei Jahren wird der Betrieb auf meinen Mann überschrieben und die Schwiegereltern gehen langsam in Ruhestand.

Zwei Jahre später ziehen wir ins Obergeschoss, damit es eine kleine räumliche Trennung zwischen Betrieb und Familienleben gibt. Mein Mann bereitet sich auf seine zweite Meisterprüfung vor und ich bin wieder schwanger.
Es ist eine schöne Schwangerschaft, obwohl ich viel liegen muss. Entweder ich gehe ins Krankenhaus, oder ich halte strickte Bettruhe ein. Aus Angst vor einer Frühgeburt werde ich betüddelt und mache meine Büroarbeit vom Bett aus. Es ist irgendwie schön, weil mir jetzt viel Arbeit im Haus abgenommen wird. Nur ich habe ein schlechtes Gewissen, dass ich im Bett liege und nicht 100% arbeitsfähig bin. Mein Mann führt mir konsequent vor Augen, was ich tue und er sagt: „Du willst doch nicht unser Kind verlieren!“ Das tröstet, gibt mir Wärme und ich erlaube mir liegen bleiben.
Für die Geburt gehe ich ins Krankenhaus. Die Hebamme weist mich in ein Zimmer ein und sagt, ich müsse noch warten, weil sich der Muttermund noch nicht geöffnet hat. Sie will noch eine Ultraschalluntersuchung durchführen, aber tut es nicht! Es ist Nacht und rechts und links liegen schlafende Frauen. Die will ich nicht stören und ertrage die immer stärker werdenden Wehen mit mir allein. Als die Schmerzen unerträglich werden, krieche ich aus meinem Bett und schleppe mich zur Nachtschwester auf den Flur. Ich rufe: „Mein Kind kommt!“ Schlaftrunken antwortet sie: „Die Patientin ist noch nicht so weit, der Muttermund hat sich noch nicht weit genug geöffnet!“ Ich lege mich auf den Entbindungsstuhl und sage: „Ich bin die Patientin!“ Daraufhin trommelt sie das Team um drei Uhr morgens ZUsammen. Die Geburt wird eingeleitet und sie sagen: „Da ist er ja, sie haben einen Sohn!“ Ich höre kein Schreien und frage: „Was ist mit meinem Kind?
Ist mein Kind tot?“
Sie sagen nichts. Alle hantieren hektisch an meinem Sohn herum und rennen aufgeregt hin und her. Ich fühle mich so erschöpft von der Geburt und dann höre ich ein leises Schreien. Sie legen mir meinen großen stabilen Sohn auf den Bauch, mit seinem fast schwarzen Köpfchen.
Die Ärzte erklären mir, dass das Kind sich mit seiner Nabelschnur fast erhängt hätte.
Sie werden ihn weiter beobachten und ich soll mir keine Sorgen machen. Er atmet jetzt schon gleichmäßiger.
Ich werde auf mein Zimmer gebracht und sie versprechen mir, dass sie mir um 14.00 Uhr das Kind bringen. Mein Mann besucht mich und unter Tränen erzähle ich ihm, was passiert ist. Mit seiner eigenen Angst tröstet er mich.
Statt meines Sohnes kommt die Kinderschwester ins Zimmer und erklärt mir, dass es Komplikationen gegeben hat und sie mein Kind sicherheitshalber bereits in eine Kinder-Klinik gebracht haben. Sie stellen mich vor vollendete Tatsachen, ohne dass sie mit mir geredet haben. Mein Mann feiert im Betrieb die Geburt und ich fühle mich Schrecklich allein gelassen, entmündigt!
Diese Macht!
Diese Ohn-Macht!
Als Trost meint die Krankenschwester, wenn sie morgen fieberfrei sind, können sie ihren Sohn in der Klinik besuchen.
Voller Hoffnung erwarte ich den nächsten Tag. Die Schwester kommt mit dem Fieberthermometer und sagt: „So jetzt wollen wir mal gucken, ob sie in die Kinder-Klinik fahren können!“

Ich fühle mich total fieberfrei. In diesem Moment spüre ich eine große Hitze in mir und weiß, dass jetzt die Temperatur ansteigt. Und so geht das sechs Tage. Kaum verlässt die Krankenschwester den Raum und schon geht die Temperatur herunter.
Nach sechs Tagen vereinbare ich mit der Bettnachbarin, dass sie mir Wadenwickel anlegt, bevor das Fieberthermometer kommt. Sie misst Fieber und ich bin fieberfrei - ja - ja - ja!
Daraufhin sage ich ihnen, dass ich heute das Krankenhaus verlasse. Sie sagt: „Ich muss erst mit dem Arzt sprechen!"
Das interessiert mich gar nicht mehr. Ich treffe meine Entscheidung und rufe meinen Mann an, dass er mich abholt. Kurz bevor ich das Zimmer verlasse kommt der Arzt mit dem Thermometer und sagt: „Ich muss noch einmal Fieber messen!" „Nein"... schrei ich und gehe!
Mein Mann und ich fahren in die Kinder-Klinik und wir sehen unseren Sohn. Das fast schwarze Köpfchen und die Gesichtsfarbe sehen schon fast normal aus und er ist gesund.
Nach einer weiteren Woche hole ich unseren Sohn nach Hause.
Bei der Entlassung teilt mir der Arzt mit, dass die Leber von Markus groß ist und die Leberwerte nicht stimmen. Das muss weiter untersucht werden. Markus ist ein ruhiges liebes Kind, isst gut und hat eine ausgeglichene Art.
Aber nach vier Wochen traben wir wieder brav in die Klinik und lassen ihn untersuchen. Daraufhin bleibt er weitere zwei Wochen zur Kontrolle in der Klinik.
Aber wir wollen ihn nicht da lassen, gleichzeitig machen uns die Ärzte Angst und Vorwürfe, falls doch was sein sollte, dass wir dann die Schuld tragen.
Also gewinnt die Angstmacherei der Ärzte und wir beugen uns deren Willen.

eMail
Die eMail hat Mechthild doch schon des Öfteren erhalten und in Resonanz erinnern sie die Ärzte an ihre gespeicherten Ängste, Unmündigkeit und Abhängigkeit. Statt sich daran erinnern, häufen sich bei ihr immer noch mehr die gleichen Programme.
Die eMails, die ihr ihre Cell-Intelligenz immer wieder sendet, nimmt sie an, öffnet sie nicht, ahnt aber, was da drin steht.

Nach vierzehn Tagen holen wir unseren Sohn wieder aus der Klinik nach Hause. Das geht noch einige Male weiter und dann spreche ich mit unserem Kinderarzt, der mich unterstützt und mir sagt, dass sich Markus prächtig entwickelt. Nach fünf Jahren gibt unser Kinderarzt seine Praxis auf und ich gehe in eine andere Praxis. Die neue Ärztin rührt wieder in der alten Wunde herum und empfiehlt uns, dass wir mit unserem Sohn eine größere klinische Untersuchung vornehmen lassen müssen. Wir wollen nur ambulant behandeln lassen, doch die Ärzte wollen stationär behandeln. Das verweigern wir strickt und lassen keine Untersuchung durchführen. Daraufhin lenken sie ein und es werden eine Woche ambulante Untersuchungen und eine Leberpunktion durchgeführt. Das Endergebnis der ganzen Aktion ist wohl eine erbliche Geschichte und er muss mit 50 auf seinen Cholesterinwert achten. Wir sollen ihn weiterhin fettarm ernähren und wir gehen heim.

Unsere Kinder und der Betrieb gedeihen prächtig. Mein Mann und ich verstehen uns immer besser. Jeder lässt dem Anderen seinen Freiraum, und uns ist bewusst, dass der Betrieb unser gesamtes

Leben bestimmt. Wir suchen nach Möglichkeiten, wie wir unsere Lebensqualität verbessern, und denken, eine Ferienwohnung ist die Lösung. Wir kaufen ein altes Bootshaus, damit wir uns wenigstens an den Wochenenden vom Betrieb frei machen und wir nicht Tag und Nacht für die Kundschaft parat stehen. Das alte hölzerne Bootshaus ist aber nicht so wie wir es haben wollen und statt ausruhen, bauen wir das Haus um, so wie es uns gefällt.
Der Umbau dauert vier Jahre und statt weniger Arbeit und Freiraum laden wir uns noch mehr Arbeit und Geldsorgen auf. Mein Mann merkt wie unerträglich diese doppelte Haushaltsführung ist und ich weiß es auch. Nur wir sprechen beide nicht darüber und jeder läuft in seinem gewohnten Trott weiter. Wir nähren uns von den Komplimenten und dem Neid der anderen und reden uns diesen Alptraum ein, wie schön wir es doch haben!
Wir werden werden dem gut gehenden Betrieb, den wohl erzogenen Kindern, dem schönen Auto, der intakten Familie, unserer harmonischen Partnerschaft oft bewundert. Horst macht mir liebevolle Komplimente, schenkt mir Blumen, wofür mich die Mitarbeiter und Kunden beneiden. Er erzählt allen, die es hören wollen, voller Stolz von mir und den Kindern. Er macht mit uns die beste Werbung und die Kunden danken es uns mit noch mehr Aufträgen.
Eigentlich ist alles wunderbar in unserer heilen Welt, nur Zeit haben wir keine für uns.
Wir krauchen nur in der Kundschaft, in den Mitarbeitern, bei Opa und Oma und alles was draußen herum läuft – nur wo sind wir Beide geblieben. Das Telefon geht und die Menschen erzählen mir, wie schön ich es doch habe und was für ein Glück.
Ein Jahr später kommt unser Ältester ins Wohnzimmer gesprungen, brüllt uns an und führt uns drastisch vor Augen, was für eine beschissene Lebensqualität wir haben.
„Entweder ihr arbeitet wie die Besessenen, hetzt irgendwo hin, liegt müde und erschöpft wie zwei Tote auf dem Sofa!" Wir antworten: „Was bildest du dir denn ein? Du wirst schon sehen, wenn du selbst mal in unserem Alter bist und dich der Alltag auffrisst! Unser Leben ist eben so! Wir haben keine andere Wahl und müssen für unser Geld sehr hart arbeiten, uns ist noch nie was geschenkt worden!"
Als er das so deutlich beim Namen nennt, geht auch uns ein Licht auf.
Wir haben ja schon des Öfteren Versuche gestartet, wie wir aus der Umklammerung der uns selbst auferlegten Pflichten herauskommen.
Direkt buchen wir verschiedene kleine Busreisen, damit wir was anderes sehen. Gleichzeitig stöhnt mein Mann über Atemnot und sein schlechtes Gewissen. Dass er es sich jetzt mit mir gut gehen lässt, macht ihm wohl schwere Schuldgefühle. Erst ein Wochenendhaus, dann noch Urlaub, was sollen unsere Eltern, die Kunden und unsere Mitarbeiter denken. Sofort kommt ihm in den Kopf, dass die Kundschaft abwandern könnte und die Monteure ihn beklauen würden. Also leben wir weiter für den Betrieb!
Nach unseren sparsam gestreuten paar Tagen Urlaub kommen auch prompt die ersten Klagerufe.

eMail
Die Datenbank von Heiner ist voll mit Schuld und opfern.
Wenn er nicht leiden oder sich opfern kann, fühlt er sich schuldig.
Wenn er sich mal ausklinkt, sendet er die eMail an seine Kunden, beklaut mich oder werft Steine

auf mich, weil ich mich für mein LEBEN bestrafen muss. Die eMail Antwort der Kunden kommt prompt aus der gleichen Opfer Mentalität, weil sie sich ihr LEBEN in Resonanz auch verbieten.

„Ihr müsst es ja haben – ja selbstständig müsste man sein!
Dann hat das Handwerk ja doch goldenen Boden!“ Blah…blah…blah…
Das trifft uns tief und bleibt uns im Genick hängen!
Jetzt wird mir klar, als wir das Wochenendhaus vor vier Jahren gekauft haben, begannen bei mir die Gleichgewichtsstörungen, Schwindelgefühle, Zähneknirschen bis Migräneanfälle.
Vielleicht haben die Anderen ja Recht und wir dürfen unseren Glücksbogen nicht überspannen und das tun, was wir möchten. Mein Mann steht immer öfter am Fenster, schaut auf den Betrieb und sagt mir: „Wenn ich mal nicht mehr sein sollte, verkauf den ganzen Scheiß und mach dir ein schönes Leben!“ Ich erschrecke und frage Heiner: „Wie stellst du dir das vor? Ich bekomme alleine diesen Betrieb niemals verkauft. Wir haben doch noch so viel vor.
Wir wollen doch noch fliegen, große Reisen machen und später endlich unserer Leben genießen!“
- JA später!
Er driftet ab, geht immer weiter mit seinen Sehnsüchten spazieren, kapselt sich ein und ich weiß nicht, wie ich ihn erreichen soll. Ich spreche ihn oft an und er wird mir immer fremder.
Ich kann die Last kaum noch tragen und verstecke mich wie früher in der Müdigkeit, die ich nicht ausschlafen kann. Ich beame mich auf diese Art weg und er flüchtet sich mehr und mehr in seine Sehnsüchte. Nur seine Brieftauben erreichen ihn noch!
Die Mauer zwischen uns beiden wird immer dicker und seine Äußerungen von Grab und Tod höre ich immer öfter. Keiner merkt das, und unser Alltag läuft, wie immer, harmonisch.
Unser Sohn ist mit seiner Pubertät und feiern beschäftigt und der andere geht mit seinem Vater dem Hobby des Taubensports nach. Vater und Sohn verstehen sich gut und haben viel Spaß miteinander.
Ich sehe, wie mein Mann leidet und ich dränge ihn zum Arzt. Er lässt sich auf den Kopf stellen, aber sie finden nichts. Er ist körperlich topfit, aber die Atemnot könnte von seinen Brieftauben kommen.
Jetzt will ihm der Arzt auch noch sein liebstes Hobby nehmen und er muss die Tauben abschaffen.
Mein Mann sagt: „Der Arzt ist wohl verrückt, ich lass mir doch nicht meine Tauben nehmen. Das Einzige, was mir noch Freude macht!“ Er baut trotzdem den Taubenschlag um, damit der staubfrei wird. Ich bin beruhigt, das der Arzt nichts gefunden hat und ich Gott sei Dank einen gesunden Mann habe.
Dann kommt unser zwanzigster Hochzeitstag und wir hatten vereinbart, dass wir nicht feiern und uns keine Geschenke machen. Wir wollen uns lieber zum fünfundzwanzigsten Hochzeitstag eine große Flugreise gönnen. Mein Mann weckt mich früh morgens und sagt: „Komm steh doch auf, ich habe was für dich!“
Ich gehe in die Küche und er kommt ganz feierlich mit einem kleinen Päckchen, öffnet es, und sagt: „Mir ist wichtig, dass ich dir für zwanzig Jahre Ehe ein Geschenk mache.
Mechthild, wenn du den Ring trägst und ich nicht mehr sein sollte, oder du mit einem anderen Mann bist, dann denk an mich!“
Ich sage: „Was redest du denn da für einen Blödsinn von einem anderen Mann. Ich will gar keinen Ring! Wie kannst du so viel Geld für mich ausgeben.“ Er antwortet: „Umgerechnet auf 20 Jahre ist das gar nicht viel!“

Dann haben wir in den Herbstferien mit dem jüngeren Sohn eine Woche an der Nordsee einen wunderschön entspannten Urlaub.
Wir verlängern um einen Tag und lassen den Jungen einfach aus der Schule und wir fehlen im Betrieb. Diese Spontanität haben wir uns noch nie getraut.
Vier Tage später erzählt mir mein Mann morgens ganz erschreckt seinen Traum.
Er träumte, unsere gesamte Familie wäre auf einem Boot gewesen. Als es ablegt, läuft er schnell vom Schiff und ruft uns nach, er hätte seine Latschen vergessen. Ich rufe: „Was machst du denn da?" Schwiegermutter steht neben mir und sagt: „Das macht er immer so!"
Heiner steht ganz allein mit seinen Latschen in der Hand und das Boot mit der Familie ist verschwunden. Er liegt verschreckt geschwitzt neben mir im Bett und erzählt mir diesen Traum. Ich tröste ihn, es ist doch nur ein Traum.
Außerdem ist heute Freitag! Ich stehe auf, er singt ein Lied und wir freuen uns, dass wir das Wochenende für uns haben. Ich koche mittags ein neues Gericht und essen alle miteinander.
Wir haben Spaß, lachen viel und er besucht noch zwei Kunden.
Er ruft: „Ich bin gleich wieder da“, und wir überlegen, ob wir heute noch in das Wochenendhaus fahren oder lieber Samstag.
Ich gehe ins Büro und schreibe Rechnungen. Er ruft mich zwischendurch an und sagt: „Guck mal aus dem Fenster, wie es regnet.“ Ich sage: „Dann fahren wir morgen ins Wochenendhaus. Ich schreibe die Rechnungen fertig und du kannst ja deinen Taubenschlag weiter umbauen!“
Heiner sagt: „O.K. ich muss noch Holz kaufen und unser Sohn soll mir tragen helfen.
Ich fahre noch zum Architekten und will in zehn Minuten wieder daheim sein!“ Ich benachrichtige meinen Sohn, der ihm tragen helfen soll. Wir sitzen im Büro und warten auf ihn. Martin nörgelt: „Mein Gott, wo bleibt der denn, ich habe noch was anderes vor!"
Dann geht Martin ans Fenster und ruft: „Mama die Polizei ist vor unserem Haus.“ Sie steigen aus und klingeln!
Ich öffne den Polizisten die Tür und sie fragen mich, ob ich Frau X bin, was ich bejahe. Sie fordern mich auf dass ich mitkomme, mein Mann hat einen Unfall gehabt.
Ich und mein Sohn fahren wie erstarrt mit der Polizei. Ich frage immer: „Was ist denn, sagen Sie mir doch, was ist denn mit meinem Mann?“ Ich möchte die Polizisten am liebsten rütteln, rütteln, rütteln. Ich muss unbedingt wissen, was mit ihm ist.
Kurz darauf sind wir an der Unfallstelle. Es regnet, überall Blaulicht.
Neugierige Leute, zum Teil unbekannte, zum Teil bekannte Gesichter.
Ich fühle nichts mehr und habe nur noch Starre. NUR nicht hysterisch werden. Heiner hat mir immer gesagt, wir müssen für die Kundschaft leben. Ich muss meine Emotionen kontrollieren und darf meine Gefühle nicht zeigen. Sie schieben mich in den Krankenwagen, ich schaue noch in die entsetzten Augen meines Sohnes und da liegt mein Mann wie schlafend vor mir, mit dem ich vor zehn Minuten noch telefoniert habe. Ich sehe keine Verletzungen. Er ist noch schön warm und ich hoffe, es ist nur ein Spiel. Ich sage: „Komm steh auf!“
Die dollsten Gedanken schießen mir durch den Kopf.
Wer macht jetzt die Mathematikaufgaben mit dem Kleinen?
Wer fährt Autobahn?
Was ist mit dem Betrieb?

Wer füttert jetzt seine Tauben?
Und ich?
Ich taste ihn ab, fühle ihn und schiebe ihm die Augen auf.
Doch er bleibt liegen… liegen!
Dann höre ich den Arzt wie durch Watte sagen: „Wir konnten nichts mehr für ihren Mann tun. Wir haben ihn reanimiert, aber er hat nicht reagiert!"

Der Tod ist sein PASSWORT und sein BENUTZERNAME!
Sein Unterbewusstes hat ihm den Tod doch schon lange gezeigt.
Er hat das bisschen Leben schon lange nicht mehr ertragen und täglich von seiner Frau eMails bekommen, worin steht, dass sie endlich ihr Naturell leben will. Er wusste immer, wie lustig und fröhlich seine Frau in Wirklichkeit ist, was mit ihm in Resonanz steht.
Nur er würde sich das nie trauen, weil ja die Kunden… und die Familie sein Leben sind.
Er denkt, dass sie besser ohne ihn, alleine lustiger und leichter leben kann.
Die Todessehnsucht und die Lebenslüge hat gesiegt und ist dem Tod erlegen.
Diese Situation bringt weder ihm, noch den Kunden, noch der Firma, noch seiner Frau, noch der Familie etwas!
Der feige Tod nutzt keinem - seine vollprogrammierte Datenbank bleibt!

Dann schieben sie mich einfach aus dem Krankenwagen und erklären mir, dass sie ihn jetzt mit ins evangelische Krankenhaus nehmen und in eine Kühlkammer legen. Ich darf ihn erst wieder sehen, wenn er von dem Staatsanwalt frei gegeben wird. Menschenverachtend werden wir eiskalt wieder in den Polizeiwagen geschoben und die paar Meter nach Hause gefahren. Die Polizisten erklären uns, dass es ihnen Leid tut und sie geben uns eine Visitenkarte. Falls was wäre, könnte ich ihn ja anrufen. In diesem Augenblick kommt der jüngere Sohn mit seinen Freunden aus dem Haus gesprungen und sagt: „Wie guckt ihr Beiden denn?" Martin sagt den Freunden: „Ihr müsst jetzt nach Hause gehen, es ist was ganz Schlimmes passiert!"
Wir sagen ihm, dass Papa tot ist!

Stillstand!

Wir haben alle starr verschreckte Augen und weinen.
Wir gehen hoch und ich rufe die Eltern und Schwiegereltern an.
Dann kommt die Polizei noch einmal und will den genauen Tagesablauf von Heiner wissen. Was er gegessen, getrunken und was er getan hat. Das Verhör hört sich an, als wenn ich meinen Mann getötet hätte oder eine Mörderin wäre. Sie legen mir sein Portmonee, den Ehering und seinen Führerschein auf den Tisch und fragen, ob dies die Sachen von meinem Mann sind. Ich sage ja und greife direkt nach dem Führerschein. Daraufhin zieht mir der Kriminalbeamte den Führerschein aus der Hand und meint: „Den braucht ihr Mann ja jetzt nicht mehr, der fährt ja kein Auto mehr", und nimmt ihn mit. Ich fühle mich entmündigt, nicht geachtet, erstarrt und hilflos.

eMail
Wieder hat sie die Chance, ihre emotionalen Geschenke nutzen, wo ihr der Polizist die eMail der Unmündigkeit in dieser Situation deutlich macht. Doch sie liest die eMails nicht und bleibt im Leid.

Dann kommen die Eltern, viele Anrufe und das Übliche.
Noch in dieser Stunde erzählt mir seine Mutter, dass ich keinen Anspruch auf das Haus in der Luisenstraße habe, da ich ja noch jung bin und sicherlich schnell wieder heiraten werde.
Mein Gott…! Unverschämter geht es nicht…
Statt mich trauern lassen, hat sie immer NUR Häuser im Kopf.
Da ist mir klar, dass ich eine kleine Beerdigung im engsten Familiekreis mache und das ihn keiner außer mir tot sehen darf.
Er hätte nie gewollt, dass ihn einer schwach, hilflos, krank oder gar tot sieht.
Ihn darf keiner beschmutzen.

Das ist ihr beiderseitiges PASSWORT. Zwei Menschen verbrüdern sich auf gleicher Frequenz und damit haben sie ohnmächtig Macht über die anderen.

Ich beschütze ihn wie eine Glucke, dass ihn keiner anfasst.
Das keiner ihn angafft!
Er hatte einen Autounfall, hat keinerlei Verletzungen, sieht aus wie immer. Er ist ganz einfach gestorben, indem er seinen Atem und sein Herz abgestellt hat. Ich muss seinen Tod akzeptieren und weiß instinktiv glasklar, dass ich für ihn, in seinem Sinne, alles ZU Ende führen muss.
Der Staatsanwalt schändet ihn zehn Tage lang. Das ich ihn nicht mehr beschützen kann, dass mir das entgleitet, das ist das Allerschlimmste!
Ich renne sogar zum Rechtsanwalt, dass sie ihn in Ruhe lassen. Nur, ich bin mal wieder ohne Macht. Es ist für mich kaum erträglich, wie sie ihn ausräumen. Ein Mann, der nie krank und schwach sein wollte, weil er es nicht ertragen hätte, wird im Tode so behandelt – *Resonanz*!
Ich gebe ihm die Ehre, die er verdient hat, der Staat, der ihn gar nicht kennt, hat uns beide entmündigt und mich auch seelisch geschändet.
Sie benehmen sich, als wären wir Bürger ihre Leibeigenen.
Diese Maschinerie ist für mich noch grausamer als der Tod.
Ich hatte nicht einmal die Freiheit, meinen Mann so beerdigen lassen, wie er es wollte.
In der Woche erschrecke ich immer wieder und denke, dass er gar nicht tot ist, oder ich ihn in der Kühlkammer habe erfrieren lassen.
Vielleicht war er gar nicht tot, und jetzt ist er erfroren?
Nach zehn Tagen bekomme ich ihn wieder. Schön ZUrecht gemacht, liegt er in seinem besten Anzug im Sarg.
Ich fasse Kälte… Kälte… Kälte an!
Ich denke, sie haben mir die Ehre genommen, und haben mich und die Kinder nicht von ihm Abschied nehmen lassen.
Es ist so, als ob er sich einfach aufgelöst hat.

Da ist ihre Opfermentalität wieder sichtbar!

Am Freitag, von einer Sekunde auf die andere, war er weg, aber ich warte... warte... warte! Statt dass ich mich auf meinem traurigen Schmerz und den unfassbaren Verlust, den ich noch gar nicht begreife, einlasse, sitze ich am Montagmorgen pflichtbewusst an meinem Platz im Büro und schreibe Rechnungen.
Es kommt immer mehr Panik hoch, ob ich das alles allein bewältige?
Ich schlafe keine Nacht.
Mein Mann ist noch nicht unter der Erde, schon stehen die Lieferanten und Bankiers vor der Tür und sprechen mir ihr Beileid aus. Fragen, ob ich den Betrieb allein bewegen kann, und zahlungsfähig bleibe?
Jetzt erlebe ich, wie knallhart Geschäfte sind!
Mir wird immer mehr bewusst, dass ein Handwerksbetrieb, ohne einen Meister, auf Dauer nicht funktioniert. Ein halbes Jahr leite ich den Betrieb selbstständig, dann stellt sich ein Meister bei mir vor. Da ist er wieder - der Meisterbrief - den ich selbst nicht besitze, der mich aber, wie ein roter Faden, durch mein Leben verfolgt. Und die „ach, so mächtige Mechthild" hat, ohne einen Meisterbrief keine Macht und kein Geschäft. Ich spüre sofort, dass Herr K. gut in unser Team passt und wir werden uns einig. Ich bin die Chefin und er der Meister. Wir arbeiten gut miteinander und das Geschäft läuft wie immer gut weiter. Nur ich habe noch mehr Arbeit und routiere Tag und Nacht. Ich komme nicht zur Ruhe. Nach der ersten guten Bilanz fühle ich mich stolz, dass ich das als Frau allein in der harten Männerwelt geschafft habe.
Die Jahre gehen dahin, ich mache Herrn K. zum Geschäftsführer und beteilige ihn am Gewinn. Ich spüre immer mehr, dass ihm das nicht reicht und fühle mich in die Enge getrieben.
Wir sprechen oft aneinander vorbei und er erpresst mich, weil ich von seinem Meisterbrief abhängig bin.
Die Schweigereltern werden immer älter, kränker, und bürden mir ihre Lasten auch noch auf. Sie benehmen sich wie kleine Kinder, und wenn ich abends bei ihnen angerast komme, sagt mir meine Schwiegermutter: „Du kommst aber wieder spät!"
Und das höre ich jeden Tag.
Ich hetze nur noch hin und her, habe 200 Blutdruck, wage nicht an Entspannung denken, und je mehr ich jammere, desto mehr stülpen mir alle über. Die Kinder drängen mich, dass ich den Betrieb verkaufe, weil sie Angst um mich haben, dass sie mich auch noch verlieren.
Die Kinder weinen schon mal bei Oma, weil sie Angst um mich haben.
Mit meinen Eltern rede ich gar nicht über meine schwere Zeit.
Meine Mutter ist nur froh und stolz, dass ich jetzt die Selbstständigkeit, die sie sich nicht getraut hat, lebe.
Aber gleichzeitig sagt sie: „Kind, du siehst so schlecht aus, du musst dir mehr Ruhe gönnen!"
Ich komme so voll mit Arbeit an, und sie freut sich, dass ich ihr ihren Lebenstraum erfülle. Es war ihr ja so wichtig, dass ich nie von einem Mann abhängig bin. Nur hänge ich an dem Meisterbrief, finanziell geht es uns aber gut.
Mein Schwiegervater spricht nach dem Tod seines Sohnes gar nicht mehr, und die Schwiegermutter ist genau so stolz wie meine Mutter, dass ich als Frau ihren „ach so geliebten Betrieb"

weiterführe und ihre Häuser betreue, die mir gar nicht gehören. Sie sind bereits auf die Kinder und die Schwägerin umgeschrieben.
Es kommen immer mehr Spannungen zwischen dem Meister und mir auf.
Er ist so schnodderig und planlos, er bringt das Team durcheinander, kränkelt immer öfter und ich habe durch ihn noch mehr Arbeit.
Gleichzeitig macht es mir große Angst, dass ich wieder ohne Meister da stehe.
Nach einem Jahr lerne ich einen Mann kennen, bei dem ich mich mal wieder anlehnen will. Er ist verheiratet, führt allerdings eine offene Ehe und er schafft es, dass er mich ablenkt.
Er schreibt mir witzige Karten, kommt mit den Kindern gut aus und bringt uns oft zum Lachen.
Nur wirklich ist er es nicht für mich.
Er hat eine ähnliche Kindheit wie ich hinter sich, emotional sind meine Gefühle noch bei meinem Mann. Wir diskutieren nächtelang über Gefühle und Lebensformen, doch weiter komme ich mit ihm nicht. Mit dem ganzen Hickhack habe ich mich vier Jahre stressmäßig so hoch geschaukelt, dass ich nur noch renne und hetze und vollkommen ausgebrannt bin und das alles bei bester guter Laune und für alle habe ich ein Lächeln und einen Scherz auf den Lippen. Ich drehe mich immer höher, suche nach einem Retter.
Oder wo ist der Prinz, auf dem weißen Pferd, wie ich es als Kind immer gelesen habe, der mich erlöst?
Gibt es den denn nur im Märchen?
Das Leben ist doch auch ein Märchen - nur die Ritter und Prinzen fehlen!
Manchmal stelle ich mich ans Fenster und schaue und schaue und warte!
Zwei Jahre später sehe ich blendend aus. Bin braungebrannt von der Gartenarbeit, habe lange blonde Haare, einen tollen Körper, gut durchtrainiert von der vielen Arbeit. Meine Freunde denken, ich habe so viel Zeit, dass ich nur in der Sonne liege und ins Sportcenter laufe.
Mein Aussehen und meine Psyche klaffen so auseinander, dass ich nichts mehr fühle. Nur noch roboterhafte Starre.
Im Sommer fahren Alle in den Urlaub und mir werden mal wieder Tiere, Oma, Opa und alles andere aufgeladen. Oma wird immer böser und streitet sich gerne mit mir und dem Pfleger.
Ich fühle Neid, Hass. Ja und ICH? Nimmt MICH denn keiner mit?
Eines Morgens sitze ich wie immer am Schreibtisch und habe so viel Hass auf dieses schreckliche Leben, dass mich nur noch eine schwere Krankheit erlösen kann. Der Prinz schafft es ja nicht!
Eine Woche später spüre ich einen Knoten in meiner Brust und ich lasse mich vom Arzt untersuchen. Nach intensiver Untersuchung stellen sie an einem Donnerstag die Diagnose - Krebs - !

eMail
Diese eMail wurde ja bereits vor Jahren gesendet und empfangen. Jetzt liest sie es endlich, weil sie ja nichts mehr verlieren kann, und endlich auch sterben darf!

Komisch, ich war doch erst vor einem halben Jahr bei einer Mammographie und da war noch alles in Ordnung! Den ganzen Freitag sitze ich mal wieder bis in die Nacht im Büro, schreibe Rechnungen, damit das Geld rein kommt und regele die finanziellen Dinge mit meinem

Meister.
Angst, Angst, Angst macht sich in mir breit und da alle im Urlaub sind, kann ich meine Wut niemandem zeigen.
Samstag und Sonntag putze ich, verteile die Tiere, gebe den Hund in Pflege und fahre am Montagmorgen wie in Trance in die Klinik zur OP.
Ich muss mal wieder alles mit mir ausmachen, führe lange Gespräche mit dem Arzt und der Professor kann sich gar nicht vorstellen, dass die Geschwulst bei mir bösartig sein soll.
Er will mich selbst operieren und ich erzähle ihm, was alles an mir hängt und das ich jetzt bereit bin, den Betrieb abZUgeben. Ich will unbedingt meine Brust behalten und nach der OP schlafen, schlafen, schlafen.
Die Brust und mein Arm tun sehr weh, doch meine Brust ist noch da.
Der bösartige Tumor war Walnuss groß und von den einundzwanzig entfernten Lymphknoten waren bereits neunzehn befallen. Tja... dann die Gespräche mit den Ärzten und ich mache das ganze Chemo- und Strahlenprogramm durch. Ich habe auch fast alles ganz gut vertragen. Fahre jeden Tag nach Essen für die Bestrahlung und nehme mir endlich ganz viel Zeit für mich. Als ich nach einer Woche aus dem Krankenhaus komme, hat mein Sohn bereits die Telefonleitungen umgelegt, damit ich daheim nicht immer gestört werde. Er beschützt mich gut und wehrt, so gut es geht, alles von mir ab.
Meine Krankheit ist sichtbar. Ich sehe mitgenommen aus, aber der Lebensmut ist ungebrochen, gegenüber den Mitarbeitern und der Familie.
Ich weiß, dass Chemo oder Bestrahlung nicht reichen, damit ich gesund werde. Mir ist bewusst, dass ich meinen Körper über Jahre geschändet und ausgeraubt habe.
Ich habe Sommerschlussverkauf mit mir selbst betrieben.
Nur, dass ich das begriffen habe, bringt mich auch nicht mehr weiter.
Ich suche und orientiere mich, lese wie eine Besessene und suche nach der Erlösung von meinem schweren Los. Irgendwann lese ich in einem Buch von einer Cell-Reinigung. Das leuchtet mir ein, ist logisch und sehr einfach für mich.
Nach meiner dreiwöchigen Kur fühle ich mich stark und prächtig
Vielleicht sollte ich doch wieder ins Büro, alles weiter machen, nur alles etwas langsamer, bewusster. Es hat ja auch Spaß gemacht. Dann besuche ich meine Schwägerin in Holland, die ich auch lange nicht gesehen habe. Ich habe die Angst im Nacken, weil ich nächste Woche wieder in die Klinik, zur Nachuntersuchung muss. Da waren die Blutwerte wieder!
Erhöhte Leber-Werte und Tumormarker!
Die Ärzte glauben an mich, nur ich glaube nicht an mich.
Habe nur noch Panik... Panik... und Todesangst.
Wieder hetze und renne ich von Arzt ZU Arzt. Doch es steht fest, ich habe Lebermetastasen.
Ich fahre nach Haus und habe eine riesengroße Angst und Panik, wie ich sie mir bisher noch nie erlaubt habe. Ich sage meinem Sohn, dass es mir so leid tut, dass ich jetzt sterben muss.
Er guckt mich so erschrocken an, wie damals im Polizeiauto und ich weine!
Wieder muss ich Chemo nehmen; Nein... Nein... denke ich... Nein!
Jetzt reicht es; und ich rufe wegen einem Termin bei der Cell-Reinigung in Köln an.

Frau Dorandt hat Urlaub - Scheiße!
Dann kaufe ich mir wenigstens ihr Arbeitsbuch „leben im nebel". Gleichzeitig melde ich mich bei NLP an, und mache per Internet einen Arzt aus, der für diese bestimmte Krankheit eine Antikörpertherapie durchführt. Ich fühle genau, wie sich der Tod in mir bewegt und sich immer weiter ausbreitet.
Das ist also der Tod! So fühlt sich der Tod an?
Der Körper, den ich nie geachtet habe, frisst sich jetzt selbst auf. Das macht mir Angst. Weil Frau Dorandt erst im September weiter macht, gehe ich erst einmal, zweimal in der Woche zum NLP.
Dieser Strohhalm macht mich so euphorisch, dass ich alle mitreiße.
Langsam legt sich meine Todespanik und ich beruhige mich.
Dann habe ich endlich einen Termin mit Frau Dorandt.
Ich frage nach den technischen Daten und erzähle ihr, dass ich nicht fliegen darf weil ich Metastasen habe. Da sagt sie mir doch: „Haben Sie etwa Angst, dass ihnen die Metastasen wegfliegen!" Ich denke, was redet die denn für einen Blödsinn? Sie erklärt mir noch, dass NLP und die Cell-Reinigung nicht miteinander passen und ich soll erst das Eine fertig machen.
Wo NLP aufhört, beginnt die Cell-Reinigung.
Ich habe nach diesem Gespräch ein gutes Gefühl.
NLP programmiert die gespeicherten Programme um und Frau Dorandt zeigt mir, wie ich die Programme selbst chemisch auflöse. Ich fühle mich beschützt und gestärkt, das erste Mal nicht allein gelassen, bloß die weiß ja gar nicht, dass ich noch nie geflogen bin, und schon gar nicht allein.
Ich soll für mich alleine nach Mallorca fliegen?
Darf ich das?
Kann ich das? Ja, mit dem Tod im Nacken traue mich das und freue mich auf den Kurs.
Bei den Ärzten fühle ich mich noch schwächer und verraten, nicht für voll genommen, wie am Fließband!
Es ging nie um mich als Mensch, als Mechthild!
Nach dem Gespräch mit Frau Dorandt fühle ich mich als Mensch wahrgenommen, da geht es echt um mich, das gibt mir Vertrauen.
Sie hat mir alles ganz klar gesagt.
Muss ich erst Krebs haben, damit sich meine Scheuklappen öffnen?
Ich fliege nach Mallorca und erlebe im Kurs unglaubliche Geschichten.
Am nächsten Tag gehe ich tief in mein Unterbewusstsein und da kommt der ganze Hass in mir hoch. Ich sehe mit eigener Wahrnehmung, wie schwarz, wie voller Hass meine Körper-Cellen sind, wo ich doch immer so lieb, nett und angepasst bin.
Ich zerstampfe die schönen Blumen, obwohl ich doch so gerne Blumen mag und jetzt dieser Hass… Hass!
Es kommen viele Emotionen in mir hoch, die ich mir früher schön geredet habe. Im Angesicht des Todes muss ich sie mir anschauen und klären, sonst sterbe ich! Ich reinige meine Körper-Cellen und fühle, wie das Cleaning wirkt, meine Cellen kribbeln.
Ich reinige viele Emotionen und fühle mich die ganzen Tage, von morgens früh bis in die Nacht, fit.

So etwas Aufregendes, Schönes und Reines, so eine Menschenwürde habe ich noch nie erlebt! Vielleicht ist das ja "Liebe", indem ein Mensch etwas für sich selbst, für seine eigenen Cellen tut? Ich habe oft mit Menschen über das Wort „Liebe" diskutiert, hier spüre ich den Kern der wirklichten Liebe!

All die Jahre habe ich nach Liebe gesucht und wollte geliebt werden.

Von meinen Eltern, von meinem Mann, von meinen Kindern, von meinem Hund, egal von wem!

Ich wollte Liebe haben, habe aber nicht für möglich gehalten, dass Liebe nur in mir Selbst möglich ist. Von außen wird aus Liebe schnell Hiebe, Hass oder Leidenschaft, weil die Erwartung so gigantisch und die eigene Achtung so schrecklich klein ist, das begreife ich jetzt!

Ich fliege direkt nach dem Kurs heim. Mein Sohn holt mich ab und er sieht mich strahlend.

Mich beflügelt eine andere Art von Stärke, ich bin mir Selbst näher.

Die Frau vom NLP Kurs rennt nur noch auf die Toilette, wenn ich komme und erträgt mich nicht länger. Sie sagt, ich brauche nicht mehr kommen, sie kommt mit mir nicht weiter!

Hat sie Angst vor mir? Ich fahre heim und lache.

Ich fühle Glückseeligkeit!

Dann bewege ich viel, treffe Frau Dorandt immer mal wieder und reinige neue Cellen.

Meine Blut-Werte sind nicht gut, aber ich lasse nichts mehr machen. Seit dem ich mir meine Blut-Werte nicht mehr vom Arzt abhole, sondern meinen eigenen Wert wieder erkenne, fühle ich mich ganz anders und viel sicherer. Ich weiß, dass ich es jetzt schaffe!

Ich nutze noch einige Zeit den Immunstabilisator.

Jetzt, wo ich mich gesundheitlich auf der sicheren Schiene befinde, regle ich endlich, nach dieser endlos langen Tortour, alle familiären Angelegenheiten. Kläre mit meinen Söhnen geschäftliche und persönliche Angelegenheiten, liegengebliebene Emotionen und befreie mich aus meinen Lebensfesseln und Ängsten.

Dadurch wird mein Leben immer leichter.

Jetzt weiß ich auch, warum der Verkauf des Betriebes nur ein ewiges Hüh und Hot war.

Ich habe den Käufern unbewusst so viel Angst und Unsicherheit gesendet, dass der Verkauf bis heute nicht stattgefunden hat.

Als ich meine Stärke und meinen echten Selbst-Wert wieder gefunden habe, geht der Verkauf ganz easy und jetzt stimmt es für ALLE!

Auch die Gespräche mit meinen Eltern sind heute ganz andere. Jeder bemerkt meine Änderung.

Wenn sie mich wieder, wie früher, an das Leid fesseln wollen, nutze ich das Handwerk.

Viele neue Menschen kommen in mein Leben.

Ich bin mir so sicher, dass ich immer weiter meinen Weg gehe und ich nie mehr in dieses tiefe, dunkle Verließ, der lebensvernichtenden Ängste, falle.

Die Ruhe, die ich immer gesucht habe war keine Ruhe, sondern pure Unruhe, Lebensangst in tiefster Todessehnsucht.

Heute suche ich nicht nach Ruhe, sondern erlebe bewusst das, was mich gerade beschäftigt.

Ich suche nach gar nichts mehr!

Erwartungen erfülle ich mir selbst und warte nicht auf das Leben... auf später!

Jetzt, mit 51 Jahren, macht mir mein Leben endlich Spaß!

eMail

Mechthild liest jetzt ihre eMails und wenn sie heute eMails sendet, ist sie sich bewusst, was sie sendet und sie kennt ihre Antwort

Ich erlebe viel kindliches Juchzen mit ihr und ihre Krusten lösen sich immer mehr auf.

Sie hat den TOD für sich genutzt und genießt sich in ihrem neuen Nest!

Wirtschaft oder Würgschafft… Betriebsverfassungs-Recht!

Ich erinnere mich an Herrn Fitting. Dieser kleine aufgeweckte, lebendige Mann wurde von den Nazis in einen Steinbruch eingesperrt.
Im Entree dieses Arbeitslagers steht groß geschrieben:
„ARBEIT MACHT FREI".
Herr Fitting schwört sich: „Wenn ich hier jemals wieder heraus komme, setze ich alles daran, dass Menschen für Arbeit nie mehr leiden müssen."
Dann wird er Jurist und Staatssekretär und will, genau wie die Bundesrepublik dem Staat die Verfassung gegeben hat, eine Verfassung für Betriebe bauen.
Er reist ZU Gewerkschaften, Arbeitgeberverbänden, Betrieben und findet sehr achtsam, feinfühlig, mit einem Schalk im Nacken, heraus, wie die Betriebsverfassung gebaut werden kann.
Sein System ist einmalig in der Welt. Er legt größten Wert darauf, dass die Macht in den Betrieben eine geteilte Macht ist.
Dass der Arbeitgeber die Zustimmung vom Betriebsrat, der die Arbeitnehmer vertritt, in fast allen sozialen Angelegenheiten braucht.
Neben dem Betriebsverfassungsgesetz existiert auch das Mitbestimmungsgesetz, das die Mitbestimmung in den Aufsichtsräten der großen Unternehmen regelt.
In sozialen Angelegenheiten muss der Betriebsrat gefragt werden, und in Fragen der Steuerung des Unternehmens, sitzen die gleichen Betriebsräte, nur mit einem anderen Hut, in den Aufsichtsräten.
Die Managementvertreter sind auch auf der Mitarbeiterseite im Aufsichtsrat vertreten. Dieses ist für mich als Juristin sehr bemerkenswert, weil hier bereits die Irritation zum Ausdruck kommt: Wer gehört eigentlich wohin? Die Vermischung von zwei unterschiedlichen Positionen in einer Person. Gleichzeitig sind diese auch an Gewerkschaften gebunden.
Im Laufe der Jahre vermischt sich dieses gut ausgeklügelte System und verdreht sich gegen sich selbst.
Damit entfällt der ursprünglich ethische Schwung, den sich Herr Fitting erdacht hat, und außerdem die Konsequenz des gesetzlichen Regelwerks.
Stattdessen wird es jeden Tag aufs Neue eine Plattform der Machtausübung und Machtspiele!
Heute lässt ein Vorstand alles stehen, wenn ein Betriebsratvorsitzender anruft.
Der Urgedanke von Herrn Fitting ist verwässert. Sein System lässt Federn und er muss mit ansehen, wie es sich immer mehr gegen sich selbst verselbstständigt.
Das Grundproblem liegt darin: Betriebsräte, die nur eine politische Verantwortung tragen, fordern von der Geschäftsleitung die Umsetzung der Situation, übernehmen aber selbst keine Verantwortung für die Lösung; können sie auch nicht!
Irgendwann begreife ich, dass die Forderung der Betriebsräte häufig eigene Problemlösungen anbieten, und mir als Juristin, die das Problem lösen soll, das Problem gar nicht erläutert wird.
Es ist ein häufiges Spiel!

eMail von Hern Fittich wird nie gelesen, weil den Lesern seine Erfahrung fehlt!
Er sieht sich mit an, wie seine Idee direkt verkopft wird.
Seine Ideen funktionieren nicht, weil die Saat aus seinem Defizit, aus der Trennung, als Wiedergutmachung der schrecklichen angstbesetzten KZ-Erfahrung kommt!

Es werden tausende Gedanken verschwendet, um einer Forderung ZU begegnen, die ein Problem lösen soll, das gar nicht bekannt ist.

Ich weiß, diese Bild ist sehr überspitzt, aber so läuft es!

Der Betriebsrat erhält sein Mandat durch Wahlen. Danach braucht er die Mitarbeiter für seine Tätigkeit nicht mehr, und spielt in der nächsten Hierarchie, entfernt sich von der Basis, und macht Politik. Der Betriebsrat denkt noch im Sinne der Mitarbeiter, spricht noch mit ihnen, aber handelt durch seinen Machtgewinn entfremdet. Er könnte sogar mit der Geschäftleitung beschließen, dass ab morgen alle Mitarbeiter um fünf Uhr in der Früh ihre Arbeit beginnen. Das kann ohne Rücksprache mit den Mitarbeitern, für die er eigentlich da ist, umgesetzt werden.

Das zeigt mir die Entfremdung der Grundidee!

Herr Fitting hat mich in seinen Vorträgen immer fasziniert.
Seine Ausstrahlung, seine Leichtigkeit, und diese koboldhafte Freude, die einem kindlichen Schlingel ähnelt, faszinieren mich genau so wie seine Art, mit einer komplexen Materie umgehen.

Indem ich als Unternehmer das Spiel mit dem Betriebsrat gut spiele, brauche ich keinen Kontakt mehr mit der „unteren Hierarchie“. Das ist scheinbar zeitsparend, nur wundern sich viele über die allgemeine UnZUfriedenheit, über das Mobbing.
Der schlampige Umgang der Führung mit dem Personal beginnt.
Dieses fördert eine gefährliche Munition, die sich dann in gestauten Emotionen wie UnZUfriedenheit, Mobbing oder Lustlosigkeit zeigt.
Das führt auch daZU, dass sich immer mehr von den Gewerkschaften als ordnende Kraft lösen. Sie bilden mit Dynamit geladen, kleine Interessengrüppchen, die für das Unternehmen schwerer handhabbar sind als der Einzelne oder eine Gewerkschaft.
Statt wirklich produzieren, wird hin und her gedacht, mehr und mehr werden die kriegerischen Machenschaften aktiviert, und alle Hierarchien werfen, schön getarnt, emotionale Handgranaten in das Unternehmen.

Wir haben die Realität vom direkten, einfachem Handeln komplett verloren. Wir haben uns in den Krieg der Träume begeben, statt so produzieren, wie es der evolutionäre Zeitgeist fordert!
Bin Laden hat uns, durch sein brutales Handeln, deutlich gezeigt, wie fragil unsere kompliziert erschaffene Organisation ist und wie lächerlich die virtuelle Sicherheit!

Durch diese „Negativgewalt“ müssen wir begreifen, dass das Welthandelszentrum "World Trade Center" am Boden liegt, weil wir nur noch aus der „negativ geladenen Emotion“ Trendbestimmt = Fremdbestimmt handeln. Wir müssen diese Tat als Resonanz des verloren gegangenen Handelns begreifen, damit diese unerträgliche Sinnlosigkeit aufgelöst wird. Jede Handlungsunfähigkeit zeigt sich wie kleine emotionale Handgranaten, die Mitarbeiter in die Unternehmen werfen. Wir brauchen heute eine komplett neue Art fürs Handeln. Die Zersplitterung politischer Kräfte in Terrorgruppen steht in

Resonanz mit der Bildung kleiner Interessengruppen im Unternehmen. Beide sind zerstörerisch! Die eine Seite zeigt es direkt brutal, die andere zeigt es versteckt unter dem Deckmäntelchen der Freiheit. Uns ist dieses atomare Handeln oft gar nicht bewusst, deshalb gibt es diese globalen Täter, die uns auf brutalste Weise zwingen, dass wir erkennen!
Schöpferisches Handeln ist diese Tat nicht, denn sie haben im Namen „Allahs" gehandelt, nicht aus ihrer eigenen schöpferischen Trägerschaft die in jedem Menschen lebt.
Schöpferisches Handeln ist nur möglich, indem ich aus eigener Idee, im eigenen Sinne, in eigener schöpferischer Trägerschaft, in hundertprozentiger Eigenverantwortlichkeit handle!
Wir verwechseln schöpferisches Handeln mit Funktionieren!

Das sieht dann so aus:
Als erstes fragen wir uns, ist hier überhaupt Raum fürs Handeln?
Dann sichern wir uns ab, ob wir handeln dürfen!
Dann stimmen wir uns ab, wie wir handeln!
Dann lassen wir uns den Handlungsplan noch genehmigen!
Dann denken wir über eventuelle Fehler nach, und wenn dann alles ein Matsch ist, setzen wir was übrig geblieben ist um.

Vom wahrlichtem Handeln keine Spur!

In diesen Entscheidungs- und Handlungsformen funktionieren heute Unternehmen, was daZU führt, dass Mitarbeitern die Haare ZU Berge stehen.
Sie schreien unterdrückt, hilflos, leise: Würden die uns doch einfach arbeiten - produzieren lassen! Lieber laufen wir cool mit joy-stick`s herum, planen virtuell, kontrollieren, kontrollieren... kontrollieren... und nutzen wenig von dem menschlich schöpferischen Potenzial. Und wenn einer dann doch dieses Potenzial nutzen will, bauen wir uns erst eine Form, Instrumente der scheinbaren Sicherheit und Effektivität wie: Total Quality-Management, Corporate Identity, Ideen Management, Management by... Theorien, oder Gesundheitszirkel drum herum. Selbst Spontanität wird gelenkt und es gibt keinen Raum, weil es keine hundertprozentige Eigenverantwortung gibt. Die Verantwortungs-Ängste sind groß und nur noch Gruppenmeinungen existieren und gelten. Und dann wundern wir uns plötzlich, dass Unternehmen unbeweglich werden, träge sind und sich irgendwann nicht mehr tragen und sterben.

eMail
In hungrigen Zeiten setzt sich jeder Arbeitende 100% ein. In Resonanz mit dieser Kraft und diesem Einsatz füllen sich die Kassen. Als dann nach Jahren die Kassen voll sind, kommt die Zeit der fetten Jahre, in der Unternehmen Umzüge zahlen, Urlaube finanzieren, fünfstellige Abfindungen zahlen! Alles, was der Mitarbeiter bezahlt haben möchte, wird aus dem großen Topf gezahlt. Das ist nicht sozial, das ist pure, wirtschaftliche Dumpfheit. Wir bauen ein noch gigantischeres soziales Netz und die Langeweile beginnt. Weil sich keiner mehr 100% einsetzt erleben wir, in Resonanz, schlechter werdende Bilanzen und erhalten eMails vom weltweiten Wettbewerbsverlust, die wir satt, arrogant wie wir sind, nicht lesen, sondern in unserer Frequenz der erdachten Überheblichkeit, Fülle, stecken bleiben.

Der Träger eines Unternehmens ist immer die schöpferische Kraft, die jeder Mensch in das Unternehmen bringt. Die Grundlage eines Unternehmens ist der Mensch und keine Zahlen oder Computer, nur das haben wir bereits vergessen und deshalb hat der Mensch seinen Markt-Wert auf 0,00 heruntergefahren, seinen Wert verloren. Der Mensch als WESEN ist in allen Hierarchien austauschbar, wird kontrolliert und manipuliert.
Der deutsche „Unternehmens -Stern" sinkt schon seit Jahren…, weil ihm das schöpferische Potenzial fehlt und vor allem der Mut, seine hundertprozentige Mündigkeit, das Handeln zeigen.
Jetzt, wo unser Trauerspiel offensichtlich ist, sprechen wir von Rezession, suchen Schuldige und schauen, wie wir uns noch weiter weg vom Handeln begeben und reden uns mit Sparen, Jammern und Ängsten kaputt.
Dieses Leid ist auch NUR eine virtuelle Welt, in Wahrheit geht es uns doch gut!
Es scheint so, als müssten wir uns bestrafen, uns für etwas richten, weil wir uns in unsere Ängste verliebt haben und den evolutionären Zeitgeist nicht mehr erkennen.
So verwechseln wir den evolutionären Zeitgeist mit der erdachten, modernen Zeit!
Wir reden und bewegen uns nur noch + plus - minus und suchen, reden, verstehen, denken…

Erinnern sie sich an die letzte Europameisterschaft?
Zweiundzwanzig Fußballspieler, plus Trainer und Schiedsrichter, spielen neunzig Minuten aktiv Fußball. Das gibt der ganzen Welt emotionalen Stoff, wirkt wie eine Droge und danach wird alles in Talkshows und Medien analysiert und zerredet. Es wird eine riesengroße emotionale Scheinwelt aufgebaut, Alle sagen „wir haben gut gespielt", obwohl sich ihre Körpercellen nicht daran erinnern. Das Gehirn hat mitgespielt, allerdings nur virtuell, und das Ganze wird kommerziell genutzt. So puschen Millionen ihre Körper auf und bauen sich gigantischen körperlichen Stress auf, den sie als Droge brauchen, weil sie die eigenen Emotionen nur getarnt zeigen dürfen. Im Fußball oder Tennis dürfen Vorstände, Präsidenten, Doktoren, einfach alle…unkontrolliert lachen, schreien, weinen, sich auf die Schenkel klopfen.

Da breechen alle sozialen Schichten weg und ver-einen sich, ver-brüdern sich im Alkohol!
Diese Illusionen, die uns als Ersatz für eigenes emotionales Erleben dienen, gibt es auch im Fernsehen oder bei Computerspielen.
Wir sehen einen Liebes-Film, der uns emotional berührt. Wir reden darüber, denken noch lange daran, beschäftigen uns damit. In Wahrheit haben wir „NUR" Bilder unserer eigenen Datenbank gesehen. Beim Krimi ist das genau so. Wir sehen den Krimi, reden von Brutalität oder Grausamkeit und in Wahrheit erleben wir „NUR" die Emotionen des eigenen „Unterbewusstseins".

Wir haben die Wahrheit vergessen und reden: es war einmal.... War…, im Englischen ist WAR= Krieg!
Es wahr einmal... ist wahr!

Auch Medien und die Werbung drücken uns in Illusionen.
Wir wissen einfach nicht mehr, was wirklicht ist!
Was wirkt!

Den 11. September gab es vor dem Crash als Computerspiel!
Das Material aller Science Fiction Filme wird am 11.09. realisiert und ist immer noch in unserem „Unterbewusstsein", auf der Festplatte tief eingebrannt!
Die Attentäter sind überführt, tot und in Resonanz ist die ganze Welt von der Zerstörung des eigenen Handelns emotionalisiert.
In tiefer Trauer sendet und empfängt jeder eMails des zerstörten Handelns, nur keiner öffnet seine eMails. So bleibt jeder in seinen verstörten Gedanken hängen.
Jedes Jahr am 11. September werden die nicht erlösten eMails neu be-trauert und in unzähligen Körpercellen wird die Zerstörung, wie die Trauer, neu eingespeist.

Würden wir die momentan virtuellen Kräfte schöpferisch nutzen, hätte unser Theater wahrlicht Sinn. Nur sie werden zum Zerstören, oder für ein Schein- erdachtes Leben, genutzt.
Völlig missverstanden!
Unsere heutige emotionale Explosion ist der allgemeine Frust. Die hoch gehenden Minen sind der Lohn, und wir betreiben noch mehr atomare Aufrüstung und be-kriegen Afghanistan und den Irak.
Auch die Atombomben, gehen nur in Resonanz mit dem emotionalen Müll des Einzelnen und sind in der Politik sichtbar!
Änderungen und Wachstum beginnt in der kleinsten Celle!
Unser emotionaler Müll zeigt sich dann in letzter Instanz in Katastrophen, Kriegen, Misshandlungen, oder anderen schrecklichen Ereignissen. Wird im NACH RICHTEN noch einmal durch die ganze Welt geschleudert, und setzt sich, als unverdauter Giftmüll, in den Körpercellen aller Menschen fest.
Diese Verdopplung des emotionalen Mülls ist der wahrlichte Umweltschmutz!

Ich zeige Ihnen Regelwerke, damit Sie sich bewusst machen, was virtuelles Leben anstellt und wie es in Resonanz, negativ Kräfte freisetzt!
Schöpferisches Handeln setzt lebendige Kräfte frei!

Das zeigt die momentane Wirre unserer Zeit!

Es ist zwangsläufig, dass sich diese Mechanismen auch in den Unternehmen auswirken.

Im Unternehmen schalten viele ihr gigantisches Potenzial aus und denken, wenn ich mich ordentlich bemühe, viel arbeite, mich für die Firma opfere, die Regeln einhalte und funktioniere, fließt schon ausreichend in das Unternehmen. Aber jetzt müssen wir erkennen, dass Arbeitstugenden erdachte Illusion sind, funktionieren im Schweiße unseres Angesichts, in Mühsal, leeren Menschen und leere Kassen bringen.

Ich schreibe virtuell = wirr aktuell, verwirre das Aktuelle!

Unternehmens-Management

***D**ie Illusion, dass ihre Arbeit ihre Existenz ist, bringt das Übel und Ihr Leben stirbt langsam!*

Sichern sie nicht ihre scheinbare Existenz, sondern arbeiten sie für ihre eigene Entwicklung und dann fließt das Geld!

Ihre wahre Existenz sind immer SIE SELBST!

Es gibt in keinem Land so viele soziale Schmarotzer wie in Deutschland.
Vor fünfzig Jahren bauten wir ein soziales Auffangnetz auf, damit uns nie wieder die Armut ergreift.
Dann wurde das System immer weiter verfeinert, bis es dem Sozialhilfeempfänger finanziell besser geht, als dem der arbeitet.
Bereits seit Jahren hat sich das Sozialsystem selbst überholt, und wir doktern daran herum, dass dies keiner merkt und wir nicht auffliegen.
Heute sind viele Kassen leer und dennoch wird kräftig weiter angezapft und ausgezahlt.
So braucht eine allein stehende Mutter sechs Jahre nicht arbeiten, weil sie zufällig in einem One Night Stand schwanger wurde und jetzt bis zur Einschulung das Sozialsystem genießen darf.
Wo bleibt da die Eigen-Verantwortung?
Wir brauchen wieder Menschen die bereit sind, in Eigen-Verantwortung wirken!

Wachstum beginnt in der kleinsten Celle, bei jedem Einzelnen!

Teamgeist wecken!
Motivations- und andere Trainings...

Ich bin in einem erfolgreichen, mittelständischen Unternehmen beschäftigt.
Obwohl ich gute Umsätze schreibe, werde ich in Abständen immer mal wieder in Fortbildungs- oder Motivationstrainings eingeladen.
Unser Chef lädt uns gerne in guten Zeiten ein, weil wir dann noch besser werden und er nutzt die guten Zeiten, für den nächsten Aufschwung.
Komisch… es reicht nie, obwohl wir schon so gut sind.
Einmal lädt uns unser Chef auf eine Produktneueinführung und für ein Dankeschön, als Abschluss des erfolgreichen Jahres statt Weihnachtsgeld oder Urlaubsgeld, nach Mallorca ein.
Von 9.00 bis 2.00 Uhr haben wir Produktschulung und dann beginnt die Freizeit.
Einmal wird eine Insel-Ralley organisiert, wo Teams gegeneinander Lösungen finden.
Wir denken bei diesem Wettkampf an Spaß, und als wir uns im Auto alle darauf eingelassen haben, fühle ich diesen Druck, diesen Wettbewerbsdruck.
Wir müssen die Besten sein und puschen uns gegenseitig hoch.
Das war der Wettkampf des Tages und dann, am Abend, treffen sich alle kämpfenden Teams der Rallye, in einem wunderschönen Anwesen.
Ich dachte schon, jetzt kann ich mich schön entspannen… Pustekuchen, der nächste Wettkampf beginnt.
Jeder erhält eine Schürze und muss im Innenhof, in seinem Team, eine Paella kochen. Ich hetzte… hetze…, alle beeilen sich und jeder will seine Sache wieder besonders gut machen.
Jeder weiß, er darf hier nicht ausbrechen oder nicht mitmachen. Deshalb muss jeder mitmachen und der Spaß verkrampft sich nach innen.
Keiner kann sich die Blöße geben, und einfach nicht mitspielen.
MAN will ja nicht als Spielverderber da stehen. Ich habe gar keine Lust, diese blöde Paella kochen.
Ich denke, ich bin ein mündiger, erwachsener Mensch, doch hier lasse ich mich manipulieren und einfangen.
Bevormundet schwimme ich in diesem Wasser mit, ich muss es ja schön finden, alle lachen und wir haben Spaß. Dieser Wettkampf wird nach dem Geschmack bewertet. Das finde ich ungerecht, Geschmack ist subjektiv, das ist ein willkürlicher Wettkampf.
Trotzdem macht es Spaß und danach muss einer aus jedem Team ein selbst erfundenes Gedicht karaokemäßig vortragen. Dann wird das schönste Gedicht „ subjektiv“ bepreist.
Dann bis nachts um vier in der Disco, geht es am nächsten Morgen wieder um 9.00 Uhr los.
Wir werden mit einer Kutschenfahrt beschäftigt. Immer bewegt, immer wird etwas für uns organisiert.
Bei Allem was sie uns hier bieten, kommt mir der Gedanke, kein Unternehmen lädt aus Spaß und Freude ein.
Für diesen Bonus habe ich ja selbst gearbeitet, nicht der Chef.
Ich habe also dieses Theater selbst finanziert!
Freiwillig hätte ich mit diesem vielen Geld lieber was anderes gemacht. Ich fühle mich in der Falle einer versteckten Manipulation. Lasse mich blenden, weil ich angestellt bin und nicht sagen darf, wie ich empfinde.

Am Ende rede ich mir noch ein, dass es ganz super war!

Die Köder sind immer eine schöne bis besonders schöne Umgebung!

Der zweite Köder ist, dienstlich hierarchische Schranken fallen lassen.
Es wird sich plötzlich geduzt, wo vorher dicke Mauern standen.

Die informellen Kontakte werden, meistens abends feucht fröhlich, in irgendeiner Bar gefeiert.

Dann werden verschiedenste Outdoor Aktivitäten durchgeführt oder sie fliegen nach Hawai und lassen sich dort ohne Geld aussetzen und müssen nach einer Woche wieder ihre Unterkunft finden. Der Wettkampf besteht darin, dass sie nicht straffällig, oder eingesperrt werden dürfen.
Oder Führungskräfte, Manager gehen tagelang in ein Kloster und schweigen.
Oder sie gehen in ein Camp und müssen alle Besitztümer abgeben damit sie das Gefühl bekommen, dass ihnen nichts gehört.
Oder sie lassen sich rückwärts in die Arme des Anderen fallen.
Andere bauen Brücken über Schluchten und denken, sie würden ihren Selbstwert steigern, wenn sie es geschafft haben.
Oder… Oder… Oder…!
Die meisten Trainings wiederholen sich und, je nach Rang der Hierarchie, gibt es das entsprechende Ambiente und meistens eine Sterne Küche. Nur in der Wüste, in der Meditation oder beim Schweigen ist es ganz schick, dass gehungert wird.
Blah… blah… blah!
Alle machen gerne mit, jeder weiß, dass das Seminar nur das nächste Aufputschmittel ist, manche nehmen Erkenntnisse mit, die für sie wertvoll sind, doch am Arbeitsplatz ändert sich nichts wirklicht!
Wie bei NLP werden hier viele Programme verschoben und bewegt, auch durch den Einsatz von IT hat sich viel geändert, weil die Menschen jetzt nicht mehr von Menschen, sondern von einem System gesteuert werden.
Ich könnte ihnen noch viele Verrücktheiten aus der Praxis erzählen, aber in Wahrheit ist jede Motivation eine Manipulation. Der Antrieb, der Motor, woraus die Motivation besteht, muss bei jedem Menschen individuell durch sich selbst entstehen, durch eigene Erkenntnisse, und die große Freude an der Sache.
Das ist Motivation!
Jeder Trainer oder Coach handelt auf der Grundlage von erdachten Programmen, regt an, gibt Denkanstösse.
Doch motivieren muss sich jeder selbst, durch seine Lust an der Sache!
Die Freude am Handeln am Tun ist die größte Motivation. Solange ein Mensch diese Freude in seinem Job nicht hat, ist jedes, aber auch jedes Motivationsseminar, Perlen vor die Säue.
Wie soll eine Führungskraft Mitarbeiter motivieren, die ihre Arbeit selbst nicht gerne tut, die Angst vor Änderungen hat oder doch immer alles besser wissen und Recht haben will.
Eine Führungskraft muss selbst ganz genau wissen, wer er / sie selbst ist.
Ich meine nicht den Plastik-Selbstwert, ich spreche von dem ursprünglichem Wert IHRER Selbst.

Dann muss ER / SIE wissen, was getan, wie es getan und in welcher Zeit es getan werden soll! Cooperativer Führungsstil wird nur angenommen, wenn der Auftrag wirklicht menschlich, klar und direkt ist, damit die Frequenz, ohne Unterlegung, sauber rüber kommt!
Lange Erklärungen, Erläuterungen sind der Verlust der Führung und zeigen Angst, Unsicherheit und Lustlosigkeit der Führungskraft.
Unser Drama ist, dass "Führer sein" in unserem Land verpönt bis verboten ist.
Wie sollen Führungskräfte da führen?
Jeder einzelne Mitarbeiter muss 100% Eigenverantwortung tragen, und wissen, was er tut, dann macht „Führen“ Spaß. Abhängige Menschen oder Unmündige nennen Führung Obrigkeit, geben die nicht gelebte Eigenverantwortlichkeit bei ihnen ab und bauen Schuldgefühle auf.

Motivation sind die Ionen des eigenen Motors und kann somit nur aus jedem Menschen selbst kommen. Heute ist es so, dass jeder eine emotional voll gestopfte Datenbank hat, sich mit überflüssigen Ballast beschwert, das alles auch noch aus Angst festhält und sich wundert, dass seine Speicherkapazität am Ende ist.
Wer das erkennt und seine Speicherkapazität vom Ballast befreit, bekommt auch die eigene Motivation wieder ins Rollen und es macht wieder Spaß!
Veränderungen gibt es viele, aber Ihre eigene Grundeinstellung, die eigene Haltung, muss sich chemisch ändern, dann geschieht der Rest VOM SELBST !
Sie müssen Ihre eigenen Programme emotional chemisch reinigen, dann tragen Sie diesen Rundumschliff mit allen Facetten in das Unternehmen und Ihr Charisma wirkt!

Fusionieren

Da die modernen Kriege politische Wirtschaftskriege sind, rüsten sich Unternehmen für diesen Kampf, indem sie Strategien entwickeln wie Fusionieren, wie wirtschaftliche Partnerschaften oder Ehen.
Sie focusieren sich auf das Kerngeschäft und verlagern sich ins Ausland.
Ständig wird sich umorganisiert, damit keiner mehr weiß, wem welche Firma gehört und was der Mitarbeiter ZU tun hat!

Ein Unternehmen, dass fusioniert ist schon mit der Angst vor Wettbewerb, vor der eigenen Schwäche, oder Marktanteilsverlusten infiziert.
In einem gesunden Unternehmen kommt, nach dem Resonanzgesetz, keiner auf so eine Idee.
So wie ein Gesunder nicht zum Arzt geht, wenn er nicht in Resonanz mit Krankheit steht, so ist fusionieren ein Akt der „unbewussten" Schwäche!
Sie begreifen nicht, oder wollen nicht wahrhaben, dass die Firma, mit der sie fusionieren, genau so befusselt ist und dass sie mit der gleichen negativen Schwingung in Resonanz stehen.
Mit dem Akt der Fusion wird die Angst der Mitarbeiter aufgewühlt und verstärkt. Genau wie die Politik nur die Resonanz des Volkes zeigt.
Der Nenner ist immer der Gleiche - Verlust!
Eine Aufteilung von Unternehmen ist auch ein zeitgemäßes Spiel, ein Spiel der Verwaltung des Over-head.
Vor fünfzig Jahren waren Unternehmen als Riesentanker der Trend.
Heute denken wir, wenn ganz große Tankschiffe in kleinere Flottenverbände umgewandelt werden, dann sind sie sehr flexibel einsetzbar und beweglicher.

Durch die ständigen Veränderungen werden die Mitarbeiter verunsichert, weil sie gar nicht mehr Ziel und Zweck ihrer Arbeit erkennen.
In Folge werden sie häufig mit irgendwelchen Umorganisationen, wegräumen beschäftigt, und können nicht ihre eigenlichte Arbeit machen.

Das zeigt sich in Unklarheiten oder Unverschämtheiten der Mitarbeiter.
Nach dem Motto: Warum soll ich mich überhaupt noch anstrengen, wenn die da OBEN sowieso machen was SIE wollen.
Sie denken, es ist sowieso alles verloren und ich bin nur ein kleines Rad. So denken, resignieren Menschen, obwohl sie von ihrem eigenen Unternehmen Aktien gekauft haben.

Aktien

Das Übel aller Veränderungen wie Fusionieren, Ehen oder Partnerschaften eingehen, Flottenverbände gründen, ist die Resonanz mit der globalen Angst und alle bemühen sich, dass sie die Panik aus der Titanic holen.
Nur es wird langsam eng, weil die Angst-Seuche herum geht und Vorstände, Manager, Führungskräfte schachmatt setzt.
Es werden nur noch neue Spiele, ohne Inhalt erfunden.

Der Zeitgeist zeigt sich wie ein rasend schnelles Karussell, auf das Viele aufspringen, sich krampfhaft festhalten und nur Wenige die Schnelligkeit ertragen. Dem Rest wird nur noch schwindelig oder schlecht, lebt lieber sein Burn-Out Syndrom oder legt sich ins künstliche Koma, die Schlafkliniken boomen!
Andere betäuben sich und retten sich von einem in den nächsten Tag!
Alle leben wie auf einem Schleudersitz, wo sie stündlich ausgetauscht werden können.
Einerseits werden Manager hoch gelobt, extrem gut bezahlt und gleichzeitig müssen sie die unerträgliche Austauschbarkeit ertragen.
Dieser Ansehens-Verlust passt nicht in ihr Gefüge, weil sie sich NIE fügen würden.
Ich höre Manager wie sie sagen: "Lieber sterben, als durch die Hölle des Verlustes der Positionen gehen!" Damit sie ihre "unbewussten" oder auch bewussten Ängste vertuschen, aktivieren sie sich lieber eine gesellschaftliche Anerkennung wie: Herzinfarkt, Krebsleiden oder Suizid, damit sie den gnadenlosen Verlust der Macht nicht ertragen müssen!
In den Betrieben, Unternehmen, Konzernen herrscht der Tanz auf dem Vulkan!

Einige bewegen sich vollautomatisiert in der Explosion, die Masse erstarrt und bewegt sich dumpf!
Indem wir den Sinn der Zeit erkennen und emotional klären, macht der Tanz Spaß!

Wir haben, in der Gier nach Anerkennung, Macht, Geld, Erfolg und Positionen, ganz vergessen, dass der Mensch die Trägerschaft des Unternehmens ist!

Die Schwingungsfrequenz des einzelnen Mitarbeiters ist in Resonanz mit der Bilanz!

Ich will mich finden

Damals steht ein großes rotes Auto auf der Domplatte, und der Express berichtet von einer neuen Sex Sekte. Diese Gruppe hat als Grundaussage, dass Kriege deshalb entstehen, weil Männer wie Frauen nicht frei vögeln dürfen. Ihr sexuelles Leben ist meistens in der Ehe eingeschlossen oder verletzt, und kann sich nicht frei entfalten. Im Grunde ist dieses ein pazifistischer Verein, der sich über Sex definiert. So wird die erotische Akademie gegründet, Meditationscamps werden installiert und eine riesengroße Kommune wächst.
Mit eigenem Kindergarten, eigener Schule.
Die Idee der freien Kommune, wo JEDER mit JEDEM sein sexuelles ICH ausleben kann, entsteht.
Das ist kurz nach der Wiedereröffnung der DäDeRäh!
Ich bin so unbedarft, so naiv, hab aber nichts als Sex im Kopf und ködere Tag ein, Tag aus damit.
Durch das rote Auto inspiriert, fahre ich in das ZEK -Zentrum für Experimentelle Gesellschaftsgestaltung und stehe an einem Crepestand. Ein Mann steht neben mir, packt mir direkt an den Busen und begrüßt mich auf diese sexistische Weise.
Ich bin völlig sprachlos... hhh... was fällt dem denn ein?
Dann erfahre ich, dass mir Dieter Duhm, der Guru persönlich erschienen ist und er seinen originären Auftrag erfüllt.
Das ist unter meiner Würde, so etwas lasse ich mir doch nicht gefallen.
Damit ich sie, mit meinem Nonnengetue vom Sex befreie, gehe ich erst recht da rein und beziehe dieses hoch politisch, spirituelle Quartier.

Hier erkennen Sie, dass Birgit gar nicht weiß, was sie tut, wo sie sich bewegt.
Wie vor 2004 Jahren heißt es: "Denn sie wissen nicht was sie TUN"!

Wegen Sex bin ich hier nicht hingefahren, den hatte ich gerade auf der Autobahn, für Geld.
Sex hatte ich genug.
Hier, in diesem Haus, werden verschiedene Seminare, Foren und Vorträge über gesellschaftspolitische Themen, für die Befreiung von Sex, angeboten.
Ich nehme an den Foren teil, die folgendermaßen ablaufen:
Menschen aus ganz Deutschland finden in dieser Gruppe, im Wald unter einer Eiche, ZUsammen, unter der Leitung eines Mitbewohners der Kommune.
Es fühlt sich an wie in einer Tingstätte – Ur-germanisch!
Einer aus der Gruppe steht auf, und erzählt seine sexuellen Probleme, seine Ängste und Wünsche. Ein Gruppenleiter holt die sexuellen Emotionen aus dem Teilnehmer heraus. Alle Fantasien werden offen gesprochen, es gibt viele Tränen, Schreiereien und auch Lachen. Eine betet insgeheim einen Mann an und als er das merkt, holt er sie in die Mitte und sie soll ihm ihre Wünsche, die sie im Sinn hat, zeigen. Dann entpuppt sich ein Schauspiel, wie ein altes Theaterstück, wie Kabale und Liebe, Tod und Leidenschaft. Sie muss ihre Gefühle offenbaren und schauspielerisch überzeichnet darstellen und macht das, was sie will, noch stärker.
Nach einer Weile merkt sie selber, was das für ein Käse ist, was sie in den Mann projiziert hat. Welches Bild von der romantischen Liebe sie in sich trägt.

Jeden Tag laufen solche Foren ab, in denen Menschen ihre inneren Bilder über Sex und Liebe offenbaren.
Es finden Sex- und auch ökologische Seminare, Naturexperimente statt.
Alles was Lust macht, weil die Natur Lust ist, üppig und sprießend.
Ich erfahre dort sexuelle Begegnungen, die mich besonders berühren und mir große Lust bereiten.
Sie bringen mich in Kontakt mit meiner Lust.
Das ist ungeheuerlich, das ist so kraftvoll.
Hier erlebe ich die Lust und auch viele schrecklich geheime Geheimnisse!
Innerhalb der zwei Wochen wird die „Erotische Akademie" gegründet.
In Lanzarote entsteht die räumliche Akademie, direkt am Meer.
Die Idee ist hier: Paare, Liebesuchende, Singles, Menschen einladen die irgendein Problem mit ihrer Liebe, mit der Lust, mit ihrer Sexualität, oder dem Partner, oder ihrem Alleinsein haben.
Hier soll in geschützten Räumen, durch gestalttherapeutische Maßnahmen, gearbeitet werden.
Nach zwei Wochen fahre ich wieder nach Hause.
Weil ich mich immer noch nicht gefunden habe, fliege ich später nach Lanzarote, und erlebe die „Erotische Akademie".
Ich hoffte, dass ich mich da finde, aber ich suche und suche immer noch nach meiner inneren Ruhe. Im Gegenteil, es hat mich nur noch weiter aufgewühlt.

Befreit hat es mich nicht und ich suche nach zehn Jahren immer noch weiter!

Die einen betreiben offenen Sex, die anderen vögeln intellektuell und brauchen eine Akademie! Menschen, die ihre verführerischen eMails nicht lesen und sich in Wahrheit keine Nähe, Lust, oder Sex gönnen, projizieren dieses in Probleme und gehen in Resonanz mit den Menschen, die daraus ein Lebensdrama machen. In Wahrheit kann keiner fühlen, Sex oder Nähe lernen und lehren. In dieser Akademie werden die Projektionsflächen bedient und die Ängste vor dieser Lust noch größer gemacht.

Sie ist einfach gegangen
…den Sinn- den Wert des Lebens verträumt!

Mit ihrem Tod verliere ich meinen heimeligen Schutz, das macht mir Angst und jetzt muss ich mir meine, bei ihr versteckte Unsicherheit anschauen.
Der Verlust ist auch deshalb erschreckend, weil ich erst jetzt merke, wie wenig ich von ihr genutzt habe.
Jetzt wo sie tot ist, hadere ich mit mir, dass ich meine Zeit und viel Kraft so sinnlos vertan habe.

Als ich Heidi vor vierundzwanzig Jahren treffe, lebe ich getrennt von meinem Mann, schreibe und lese in jeder freien Minute Krimis oder Poesie und betrachte die Welt aus großer Distanz. Fühle mich immer glatter, runder… lebensloser.
Nach zwei drei Mal sehen, verliebe ich mich vollkommen in Heidi.
Sie hat so eine offen spontane, ehrliche Art, die mich magisch anzieht. Sie hat irgendwie so was Glänzendes, nicht glänzend im Sinne von Schmuck oder Äußerem, sondern das Glänzen ist in ihren Augen. Damit bricht sie bei mir einen Bann und zeigt mir offenes Leben.
Sie verliebt sich auch in mich und wir haben eine sehr… sehr leidenschaftliche Zeit. Ich hatte noch keine Erfahrung mit Frauen, doch Heidi gibt mir das Gefühl, dass sie sich mit Frauen gut auskennt. In der Tat habe ich mehr Ahnung als sie. Die Tatsache, dass ich in sie und sie in mich verliebt ist, bedeutet nicht, dass sie nicht auch mit anderen Frauen und Männern herumflirtet. Sie wünscht ihre Freiheit und ich denke, dass ist bei Frauenliebe so. So ist es bei uns nie langweilig, denn ich lasse mich „unbewusst“ pausenlos verletzen. Diese Verdrehung macht unsere Partnerschaft sehr lebendig. Ich lass sie machen und hüte meine Distanz.
So geht das ein paar Jahre und dann hat sie einen Autounfall als Beifahrerin, danach liegt sie einige Zeit in der Klinik. Diese Situation nutze ich für meine eigene Wertsteigerung bei ihr aus. Ich bin Tag und Nacht für sie da, auf mich kann sie sich verlassen.
Ich denke, jetzt steigt mein Wert bei ihr!
Wir reisen sehr... sehr viel und da ist ihr Wert für mich.
Sie macht Kontakte, und ich schwimme dann so in ihrem Fahrwasser mit. Eigentlich bin ich nicht schüchtern, aber bei Heidi nehme ich die Rolle der Zurückhaltenden an und fühle mich wohl, wenn sie Menschen kontaktet, denn ich habe ja schon meine Arbeit getan und die Reise komplett organisiert.
Ich mache alles, damit was geschieht und sie ist der Schmetterling, der hin und her fliegt. Damit zieht sie viele Menschen an!
Ich weiß, dass sie keine Affären mit Frauen eingeht, sie ist nur am Flirt interessiert, aber dafür nimmt sie sich hin und wieder kurze Affären mit Männern und kränkt mich.
Das fühlt sich für mich so an, als wenn sie mir zeigen will, dass ein Mann doch besser ist, obwohl ich weiß, dass meint sie nicht so.
Wegen ihrer verletzenden Spiele und unserer oberflächlichen Distanz miteinander, sagt keiner wirklich JA füreinander und doch zieht sie nach acht Jahren bei mir ein.
Auf einmal gibt es Blumen für mich und hier und da was Kuscheliges.
Mit ihrer bunten Chaotik belebt sie mein Haus, pflegt den Garten und macht alles schön wohnlich

Mich interessieren intellektuelle Dinge und Musik, ich male gern und habe einen fordernden Beruf als Juristin, der mich viel Zeit kostet. Dadurch haben mich die äußeren Dinge im Haus nie interessiert.
Jetzt, wo Heidi hier lebt, wächst auch mein Interesse an einem schönen Frühstück oder ich decke den Tisch schön und schmücke mein Haus.
Das hätte ich für mich oder meinen Mann als unwichtig empfunden!
Unsere Highlights sind Konzerte, Reisen, Events oder auch viele Freunde, die gerne kommen.
Der Kern unserer Beziehung sind die stundenlangen Gespräche am Küchentisch.
Dann kommt eine Phase, wo sie sich beruflich umorientieren muss.
In ihrem Büro wird auf EDV umgestellt. Sie denkt, da sie eine Ingenieurin ist, müsse sie das doch gut können und hinterfragt alles sehr genau, so genau… dass es ihr kein Mensch erklären kann. Sie setzt voraus, dass ich, als Juristin alles kenne und auch bei unseren Freunden setzt sie voraus, das MAN sich in der EDV auskennt.
Sie redet sich ein, dass nur sie das nicht kapiert und denkt, dass sie versagt hat.
Jeder Mensch sonst kann mit EDV umgehen, nur sie rafft das nicht.
Dann kommt der Tag der Grenzöffnung und da Heidi vor Jahren mit ihrem Verlobten im Auto aus der DDR geflüchtet war, hat dieser Tag eine große Bedeutung für sie.
Sie weiß, dass sie jetzt wirklich frei ist und jederzeit wieder in ihre Heimat kann.
Das gibt ihr wieder das Gefühl von Wurzeln, von Heimat.
Diese Art der Befreiung genießt sie nur kurz. An dem Tag als die Mauer fällt, fahren wir nach Berlin und keiner ihrer Geschwister hat Zeit für sie. Sie müssen schlafen, sie waren schon an der Mauer, haben die DM schon abgeholt und Heidi ist enttäuscht. Sie sitzt da und kann nicht glauben, dass ihren Geschwistern dieser Tag so wenig bedeutet. Auch ihre Anwesenheit interessiert die Familie nicht. Sie hatten sich vorher mal kurz gesehen, doch sie haben ihr nicht verziehen, dass sie die Familie im Stich gelassen hat. Sie sagen: „Weil du weggegangen, geflüchtet bist, durften wir nicht mehr reisen und die Kinder durften keine Karriere als Sportler
machen!“
Das ganze ist eine Anklage, gemischt mit Neid und Eifersucht auf ihre Andersartigkeit.
Ich und eine Freundin feiern die Nacht mit ihr, doch in ihr ist etwas Bitteres.
Wir reden viel und ich tröste sie, doch der Schock sitzt tief.
Sie ist auch kein Mensch, der einfach Ruhe gibt, sondern rührt immer wieder in den alten Wunden herum. Spricht und analysiert alles mit den Geschwistern, hängt sich immer wieder da rein. Die Familie ist sehr überfordert und genervt. Das erstaunt sie, wie ein Wundertier, und versteht die Welt nicht!
Sie will ihren unverzeihlichen Fehler, die Flucht, wieder gut machen, will unbedingt mit der Familie sein, und arbeitet mehr und mehr gegen sich und ihre Familie.
Seit der offiziellen Freiheit wird sie immer bitterer, unsicherer und depressiver.
Sie quält sich durch den beruflichen Alltag und uns macht sie das Leben schwer. Dann lade ich sie ein, dass sie nur noch halbtags arbeitet und biete ihr an, dass sie das Haus schön in Ordnung hält und ihr Lieblingshobby, den Garten schmückt, weil ich ja genug Geld verdiene.
Sie nimmt das willkommene Geschenk an, fotografiert und baut sich neue Hobbys auf.

Das PASSWORT ist die Macht über die Familie. Sie hat sich in die Freiheit begeben und damit hat sie Macht über die Hinterbliebenden. In Resonanz, dass Heidi sich in die Freiheit geschmuggelt hat, hat sich die Unfreiheit für die Familie vervielfacht. Durch diese Ohnmacht erlebt die Familie in der DDR noch mehr Begrenzungen. Durch den Fall der Mauer erlebt Heidi einen Prestigeverlust, ihre Macht ist dahin und sie erntet jetzt die Wut und Missachtung, die „unbewusst" immer in der Familie und auch in ihr war.

Obwohl wir jetzt viel mehr Zeit miteinander haben, entfernen wir uns immer mehr. Wir haben uns im Laufe der Zeit gegenseitig mit Gebrüll, Nichtgesprochenem oder Zerredetem so verletzt, dass wir vor unserer körperlichen Nähe Angst haben. Heidi igelt sich immer mehr in diesem Haus ein und erkrankt an Brustkrebs.
Erst wird sie Brust erhaltend operiert und dann die Strahlentherapie.
Das ist für sie Anlass nachZUforschen, was sie in ihrem Leben falsch gemacht hat.
Sie denkt und denkt und forscht, analysiert sich immer kranker.
Sie nimmt sich psychologischen Beirat. Dann trifft sie auf eine Betschwester, die einfach sagt: „Ach Jesus ist da und es ist alles schön." Sie versprüht eine große Freude und wird eine gute Freundin von uns. Heidi macht viele Kurse, geht in esoterische Gruppen und sucht nach Lösungen.
Und immer wieder wird ihr da auch gesagt, dass sie ihre Vergangenheit in Ruhe lassen und nicht alles im Kopf analysieren soll.
Dies geht einige Jahre gut, sie befasst sich aber Tag und Nacht mit ihrer Krankheit, mit ihrem Schicksal. Sie zürnt so lange, bis sich ein Rezitif zeigt.
Ihr wird die Brust abgenommen und sie fällt in ein noch tieferes Loch. Sie geht noch einen Schritt weiter von mir weg. Sie ist zwar die strahlende Heidi, wenn wir irgendwo hingehen, aber in Wahrheit versteckt sie sich.
Dann sucht sie einen Heiler auf und danach trifft sie auf eine christliche Gruppe, die es nicht akzeptiert, dass Frauen sich lieben.
Gut, denke ich, das geht dann auch vorbei und wir leben jetzt wie Freundinnen miteinander. Es gibt mir einen tiefen Knacks, dass sie von heute auf morgen unsere Partnerschaft ablegt und nur noch Raum für den Pastor und ihre Krankheit ist.
Wir reden viel, doch unsere Distanz wird größer. Sexuelle Berührungen sind oberflächlich, weil der Pastor ihr ja alles verboten hat und ich fordere sie auch nicht.
Ich lasse sie einfach machen!

eMail
Die eMails liegen doch schon Jahre offen auf dem Tisch.
Die Botschaft ist Desinteresse von Anfang an. Für Ingrid liegen die eMails offen auf dem Tisch, doch sie will sie nicht lesen und beantworten. Stattdessen wird herumdiskutiert oder palavert.
Nur nicht die Wahrheit lesen!

Ich resigniere traurig!

Dann erfährt sie von einer außergewöhnlichen Frau mit blauen Augen, die sie kennen lernen will, weil sie sich Heilung von ihr verspricht.
So wie Heidi schöne Sachen sammelt, sammelt sie auch Menschen, Informationen in jeder Form. Dann telefoniert sie mit dieser außergewöhnlichen Frau und ich soll mitgehen. Langsam habe ich die Nase voll von ihren Sammlungen und Forschungen und gehe nicht mit. Also fährt sie allein nach Köln und ich bleibe daheim. Als sie wiederkommt, ist für sie klar, dass sie direkt den nächsten Kurs auf Gran Canaria macht. Als ich das höre sage ich: „Dann mach mal... mach mal!" Ich reagiere das erste Mal völlig cool!
Dann drängt sie mich, dass ich auch mal mit Frau Dorandt spreche. Das mache ich und höre eine helle Stimme, die leicht ist und die ich mag. Das mit den Rissen und Kanten, was sie mir sagt, ist interessant, und für mich beginnt was Neues.
Einen Tag vor dem Kursbeginn sagt etwas in mir: „Ich riskiere das!"
Am nächsten Tag fliegen Heidi und ich nach Gran Canaria und stellen uns unserer Situation.
Ich sitze da verwirrt, weil meine Logik nicht mitkommt. Ich, als Juristin, brauche Erläuterungen, bin daran gewöhnt, dass ich die Übersicht habe, dass ich nach einer ganz klaren Strategie aktiv werde und dass ich auch keine unkalkulierbaren Risiken eingehe. Nur kann ich mit meinen vielen Regeln hier nichts anfangen. Elisa macht mir klar, hier zählt der Inhalt der Regeln.
Ich erschrecke an einigen gezeichneten kranken Menschen. Ich erschrecke an Emotionen, die aus stillen Menschen einfach aufbrechen. Es schockt mich, wie sich Menschen hier aus dem Nichts vergessen und einfach peinlich Emotionen zeigen, und wie viel Hässlichkeit hinter schönen Fassaden steckt.
Komisch, diejenigen, die Emotionen klären, erleben eine große Erleichterung. Ich, die herum druckst und denkt, mir sind Emotionen peinlich, fühle mich immer unwohler.
Ich gebe meine kontrollierte Gewohnheit auf, weil ich fühle, dass ich die hier nicht brauche. Ich fühle mich mit Elisa geschützt, obwohl die Stühle fliegen und habe ein ganz tiefes Trauen mit ihr. Hier passiert ganz viel und ich öffne mich.
Heidi geht am Anfang noch spielerisch damit um, doch dann erschreckt sie, dass auch ich leicht locker spielerisch werde. Ich zeige in mir eine tief versteckte Art, die ich bisher nicht ausgepackt habe, und mir lieber Heidi suchte, die mir das täglich vorspielt, nur diese Art nicht wirklich hat. Unser zwanzigjähriges Beziehungsspiel ist gebrochen und das erleichtert uns beide. Fröhlich, und uns wieder näher gekommen, fliegen wir heim.
Jetzt streiten wir uns öfter, klären unsere Emotionen, statt uns hilflos streicheln.
Wir nutzen jetzt das Erkannte vom Kurs und legen unsere Spielchen offen. Dann denken wir, jetzt ist genug geklärt, holen unsere alt bekannten Spielchen wieder brav hervor, verlegen die Auseinandersetzungen einfach auf ein anderes Plateau und tauschen Re-Light fürs Leiden ein. Wir missbrauchen das Handwerk, was wir im Kurs erkannt haben. Statt klären, werfen wir uns das Nichtgeklärte vor. So bauen wir uns neues Spielzeug.
Nach einigen Treffen mit Elisa merkt Heidi, dass ihre Kasperei, ihre Selbstverarschung hier keinen Platz hat. Wenn sie aus ihrer Krankheit kommen will, muss sie sich auch einlassen. Das will sie aber nur ein bisschen und macht ihre dummen Spielchen weiter. Ich bleibe dran und komme gut voran. Mein Umfeld ändert sich und im Beruf lösen sich die Belastungen und ich treffe leichtere, offenere Menschen.

Das geht auch nicht an Heidi vorbei, aber sie bockt weiter.
Sie hampelt und spielt, sie kann nicht, sie weiß nicht… sie will nicht…!
Dann lernt sie einen Mann aus England kennen. Sie haben eine kurze Affäre und ziehen sich beide noch weiter runter. Ich freue mich, dass ich das Handwerk kenne, damit ich diese vielen verletzten Emotionen kläre.
Es ist nicht leicht für mich, aber ich wachse und erkenne mehr und mehr.
Hat sie nicht schon genug Leid am Hals, muss sie sich diesen Mann auch noch nehmen, damit es ihr noch dreckiger geht?
Aber ich kann sie ja verstehen, dass sie sich mal wieder als Frau fühlen will!
Als die Affäre nach einem halben Jahr beendet ist, wachsen ihr Metastasen in den Knochen.
Sie wird mit dem Hubschrauber in die Klinik geflogen und gilt als aufgegeben.
Ein Wirbel ist völlig zerfressen und überall Metastasen.
Dann plötzlich in größter Not, erinnert sich Heidi doch wieder an Elisa, traut sich sie anrufen und fragt, was sie machen soll. Die Ärzte geben ihr nur noch schmerzbekämpfende Mittel, Chemo und Bestrahlung gegen die Schmerzen und sie dröhnt sich nicht mit Morphium zu, damit sie handlungsfähig bleibt.
Am Wichtigsten ist ihr, dass sie klar bleibt und sie tut jetzt endlich das, was Elisa ihr bereits vor Jahren gesagt hat.
In dieser Phase ist sie sehr bewusst, stirbt an Weihnachten wie vorausgesagt nicht, und die Knochen bauen sich wieder auf. Wenn sie das Handwerk nutzt, geht es ihr hervorragend und dann hört sie wieder auf, leidet und baut sich wieder neuen Widerstand.
Mich erschreckt, wie groß der Widerstand ist, obwohl sie so gut wie tot ist.
Sie arbeitet sich aus dem Rollstuhl, läuft ohne Krücken.
Wir machen in Griechenland Urlaub, wo wir einen Tag lang, über Stock und Stein, eine Bergtour machen. Sie hat so viel Ausdauer wie ich und läuft normal. Auf dem Rückweg wird es dunkel und wir können den Weg „eigentlich" nicht mehr erkennen. Heidi geht voraus und sagt, wenn ich jetzt ganz bewusst bin, kenne ich den Weg und sie geht. Kurz darauf kommen wir auf dem Plateau an, und ich wundere mich über ihre Kraft, Ausdauer und Klarheit.
Ihr fehlt es an nichts.
Warum nicht gleich… warum nicht früher… warum…?
Wir haben eine schöne Zeit und wir leben willkürlicher. Die Zeit ist mal lang oder kurz, aber das Gefühl ist ein anderes.
Jetzt mit 54 Jahren bereite ich mich auf die Zeit nach meinem Beruf vor und mache eine Schauspielausbildung. Ich singe gerne und liebe Sprachtechniken.
Heidi und ich sind lieb miteinander und gleichzeitig habe ich mich dann auch daran gewöhnt, dass ich ihr, wegen der Krankheit, vieles abnehme. Ich komme immer wieder in die Entscheidung, braucht sie mich jetzt, will ich das überhaupt oder benutzt sie mich wieder für ihre Spiele.
Jetzt… mache ich einfach!
Damit fühlt sie sich oft nicht geachtet, aber sie spielt immer wieder mit mir und fordert mich heraus.
Wir machen aus Re-Light immer mehr Machtspiele, statt Klärung.
Obwohl wir haben ein Wunder erlebt haben - spielen wir mit dem Tod!

Ich weiß, dass sie es kann und dennoch, wenn es ihr etwas besser geht, spielt sie wieder.
Elisa sagt ihr, sie benimmt sich wie ein Clown!
Sie braucht immer wieder die Spannung zwischen spielen und leiden. Sie läuft super, springt auf dem Trampolin herum und danach braucht sie wieder Krücken. Sie frisst alles in sich hinein, wird immer dicker, schämt sich draußen für die Krücken. Dann werden vor unserer Haustür die Felder mit Gift bespritzt und die Nachbarn klagen über Asthma. Heidi bekommt auch keine Luft und dann erzähle ich ihr von meiner neuen Atemtechnik, die ich im Schauspielkurs gelernt habe, und es geht ihr wieder besser.
Dann will sie mehr von der Atemtechnik wissen und fährt mit mir nach Karlsruhe. Dort ist es sehr heiß, sie hat geschwollene Beine und fühlt sich nicht wohl und schläft zwei Nächte nicht.
Wieder daheim angekommen gehen wir schlafen. Sie mag sich nicht hinlegen und lieber noch etwas auf der Bettkante sitzen.
Sie sitzt vor mir und sagt: „Du bist so lieb mit mir!"
Ich schaue sie an und sage: „Ich lege mich schon ins Bett und wenn du mich brauchst, weck mich!" Dann höre ich, wie eine Krücke umfällt. Ich springe hoch, sehe sie an ihrem Schreibtisch stehen. Ich merke, es ist etwas nicht in Ordnung. Ich frage: „Was ist?", doch sie ist schon weit weg und statt mich jetzt von ihr verabschieden, will ich sie noch einmal retten und zeige ihr Atemübungen.
Dann fällt sie um!
Es wirkt so, als hätte sie einen Augenblick nicht acht gegeben und ist weggezwitschert.

Jetzt ist Heidi tot!

Ich nehme zwei Wochen Urlaub und räume jetzt endlich auf.

Es ist alles so verquast, dass ich gar nicht weiß, was meine Dinge und ihre Sachen sind.

Erst räume ich alles weg, was ich für unnötig halte.
Dann kommt alles dran, was ich jetzt nicht brauche,
und dann schaue ich, was ich schön empfinde und das bleibt.
Ich mache das Haus so sauber, dass mich nichts mehr bindet, festhält und ich jederzeit gehen kann.
In Resonanz mit den vielen, vielen Dingen, fühle ich, wie viel Ballast ich mit ihr getragen habe.
Ein Stück habe ich schon gereinigt, doch jetzt, wo ich Zeit und Raum genug habe, räume ich emotional auf, damit mein Leben nicht so erbärmlich endet wie Heidis.
Ich meine mit erbärmlich, dass sie ihre Taub- und Blindstellerei vor ihren eigenen Wert als Mensch gestellt hat.
Diese Wert Verdrehung tut am meisten weh und lässt meine Tränen fließen.
Ich trauere nicht wegen Heidi, sondern weil ich oft genug erleben durfte, wie sinn- und wertlos sie mit ihrem Leben umgegangen ist, dass schmerzt, weil ich oft nicht gut mit meinem Leben umgehe. Wirklich liebevoll mit sich selber habe ich sie nur kurz vor ihrem Tod erlebt.
Meine Trauer trägt den Schleier der Wert Verluste, weil wir den Lebenswert nicht im vollen Umfang erkannt oder genutzt haben.

Bereits in jungen Jahren hatten wir beide unseren Lebens-Wert schon verloren. Es beschämt mich, dass es für mich bequemer war, ihr helfen, sie mit ZU stopfen, als mir mit ihr, scheinbar etwas unbequemer, mein Leben bewusst machen.
Ich habe von mir, meine Verantwortung als Mensch, nicht gefordert.
Durch das Leben im Beruf, in Partnerschaften und im Alltag sind wir grob geworden. Erst durch die Krankheit wurden wir wieder sensibler für die wesentlichen Dinge. Bei Elisa wurde uns beiden klar, was der Sinn des Lebens ist.
Ich erinnere mich wieder an meinen Wert als Mensch!
Das Heidi und auch ich unseren schöpferischen Wert nicht wirklich genutzt haben, das ist meine Trauer!
Sie hat die Erkenntnisse als Kampf gegen die Krankheit genutzt, doch das ist nicht ihr Wert.
Das ist Kampf und Krampf und kein schöpferischer Akt.

Mich erschreckt, dass nichts bleibt.... nur die vielen Gedanken!

Der Tote ist allen Gedanken, Glorifizierungen und allen Ideen, die auf ihn projiziert werden ausgeliefert und hat keine Möglichkeit des Widerstandes.

Jetzt kann ich mir Heidi so denken und vorstellen, wie ich sie gern gehabt hätte, wenn ich nicht aufpasse.

Das ist wohl der Grund... dass Menschen nach dem Tod schön geredet werden, obwohl das Miteinander grausam war.

Man redet ja auch nicht schlecht über und von Toten!

Ich trauere um diese menschlichen Werteverlust und die ganze vergebliche Mühe, nicht um Heidi, die muss sich selbst trauen und ihre nächste Runde nutzen.

Schöne Reise Sweety!

Ich traue mir… und entdecke mein ICH

Früher wusste ich gar nicht, was es heißt ICH sein.
Als Kind hörte ich meine Eltern sprechen: Unser Kind hat ZU viel Fantasie und verlässt sich auf seinen Charme, dass müssen wir ihr austreiben!
Ich speichere bei mir ab… Charme und Fantasien haben… ist schlecht - und laufe mit dieser Grundidee, dass ich mich mehr anstrengen muss als Andere, durch meine Leben!
Das Entscheidende ist, dass immer intellektuelle Leistungen von mir erwartet werden, ohne dass ich weiß, was das bedeutet und wie das mein Leben prägt. Damit muss ich meine anderen Emotionen und Gefühle unterdrücken und darf NIE zeigen, was und wie ich mich wirklich fühle und was wirklich ist.
Damit landete ich in vielen verschiedenen Krankheiten, und habe mein Leben lang die Idee, wenn ich es garnicht mehr aushalte, kann ich mich immer noch umbringen.
Dann, mit 27, schaffe ich mir Lebensumstände, die die perfekte Begründung für einen Selbst-Mord sind. Doch sterben war noch schwerer für mich, als die großen Lasten des Lebens weiter tragen. Die Psychiatrie und die psychologischen Behandlungen geben mir ein neues System, was mich die nächsten Jahre noch besser verdrängen und über-leben lässt.
Nach acht Jahren fühle ich mich wie ein Maulwurf, und baue mir wieder perfekte Lebensumstände für meinen Selbst-Mord. Beim ersten Mal hat noch jeder verstanden, dass ich mich bei so viel Schulden umbringe.
Beim zweiten Mal ist meine Fassade schon so perfekt, dass niemand, nicht einmal mein Mann versteht, wie es in meinen Gefühlen aussieht.
Wir haben doch alles… und doch…!
Ich habe einfach keine Lust mehr auf dieses Theater, die Fassaden aufrecht halten, die Schuldgefühle ertragen, die viele Verantwortung für meine Kunden, Freunde, Familie tragen und ich werde immer weniger, weil ich mich nicht mehr wahrnehme!
Dann bekomme ich von einer Freundin das Buch „Krise und Krebs als Chance fürs Leben“ geschenkt. Ich verschlinge dieses Buch und weiß, dass ist es… ohne Begründung, ohne Beweise! Die Frau schildert eine Lebensschule, die ich direkt besuche.
Was mich am meisten fasziniert ist, dass es Schuld nicht wirklich gibt und dass ich nicht wirklich etwas für andere Menschen tun kann, ohne mich selbst dabei verlieren. Aber das geschieht unbewusst, deshalb merkt das auch keiner. Hier wird emotional an den Grundfesten meines erdchten Lebens gerüttelt und ich erlebe eine Revolution meiner Emotionen. Früher wurde ich erzogen, wenn ich für Andere alles tue, habe ich einen Wert, dann bin ich ein wertvoller Mensch, für alles andere trage ich Schuld…!
Jetzt fühle ich mich zwar wie ein tapsiges Hündchen, aber das macht mir nichts.
Ich weiß es ist richtig, was ich jetzt tue.
Ganz langsam taste ich mich in die Welt, in der ICH mich bewusst entdecke. Täglich ist mir bewusster, dass kein Mensch mich so verarschen kann, wie ich das immer wieder selbst tue. Indem ich mir Dinge schön denke, mich über andere aufrege, meine Fassade weiter bastele, das, was ich in der Sekunde fühle, wegdränge, NUR… damit ich besser in die Masse passe.
Klasse... ...ich passe... ...in die Masse!

Ich merke täglich, dass jeder Mensch um mich herum mitspielt, keiner weiß mehr, wer... wann... wie... und warum etwas geschieht.
Es herrscht ja nur noch Orientierungslosigkeit und Gedankenchaos und erkenne, mit den anderen Menschen, meine eigenen Spielchen!
Wer hat es noch schwerer; wer ist noch kränker; wer hat für wen was getan und nichts geKRIEGT; Wer ist schlanker und sieht besser aus; und das kann doch alles nicht mit rechten Dingen ZU gehen.
Es wird den ganzen Tag gehetzt, ich vergleiche, mache runter, lobe rauf, diskutiere gerade so, wie es mir in meinen eigenen emotionalen Kram passt.
Dann denke ich, dass ich für die Lebensschule auch nicht gut genug bin und hole mir diese Bestätigung als Fleißkärtchen bei den Treffen mit Elisa von der Lebensschule. Sie erkennt mein Spiel sofort, dass ich sie als Richter gegen mich benutzen will und lässt mich voll runterknallen. Ich weiß, wie es geht und ich weiß, dass ich es kann, und doch will ich von Elisa das Fleißkärtchen, wie früher. In den Tagen danach erkenne ich, dass ich diesen Weg für mich gehen muss, Elisa erinnert mich gerne, aber gehen muss ich meinen Weg selbst und die emotionale Reinigung muss durch meine Körpercellen fließen, damit sich die Chemie ändert. Mein Leben gehört mir, ich lebe mein Leben. Schwupps, da will ich mich noch einmal hinter Elisa verstecken, aber das funktioniert bei ihr nicht, weil sie mich nie so klein machen würde, wie ich es mit mir selbst tue. Daheim angekommen, ruft mich irgendjemand von der Insel an und sagt: „Wir gründen eine Gruppe und wollen uns regelmäßig treffen, was Schönes miteinander erleben und Re-Light üben. Ich erkenne sofort die Verführung, denn hier könnte ich
Experte werden. Ich sage ihm: „Ich komme gerade von Elisa und da bin ich so runter gekracht, so wach geworden, dass ich mir jetzt mal Zeit mit mir nehme." Das wäre früher für mich undenkbar gewesen. NEIN sagen, konnte ich nie... jetzt geht das ganz einfach!
Ich lache und freue mich, dass die Wirkung so schnell kommt und ich das selbst erkenne.
Danke für diese schöne Verführung!
Und statt Re-Light von rechts nach links diskutieren, fahre ich lieber in den Urlaub und mache meine Dinge. Ich lebe mein Leben!
Jetzt nutze ich meine Mitmenschen, weil nur sie wissen, was ich emotional erlebe. Ich gucke eines Morgens in den Spiegel und empfinde mich wunderschön... unwiderstehlich!
Als ich die Treppe herunter komme, nimmt mein Mann mich in den Arm und seine Hände landen auf meinen Röllchen und er sagt: „Du könntest gut zwei Kilo abnehmen!"
Ich lache... und gehe weiter, weil es mich emotional nicht anmacht!
Die nächste Situation kommt drei Tage später. Ich stehe auf, schaue in den Spiegel, der Rock kneift und ich denke: „Ich könnte gut zwei Kilo abnehmen."
Wieder sagt mein Mann: „Du könntest ruhig zwei Kilo abnehmen."
Ich will pampig werden und jetzt wird mir bewusst, dass ich SELBST die Emotion „ich sollte abnehmen" habe, mein Mann hat mich erinnert, NUR die Chemie muss ich drehen!
Beim ersten Mal habe ich die Emotion verdrängt.
So geht das den ganzen Tag!

Wenn ich mich beleidigt, angegriffen, verletzt, schlecht behandelt fühle, ist es nicht die Emotion des Anderen, sondern meine eigene. Ich projiziere nur auf den Anderen, weil das Unterbewusstsein mir nicht erlaubt, dass ich mir selbst meine eigenen Emotionen anschaue.
Vordergründig ist das wirklich einfacher... nur ich habe die Jahre mit Krankheiten und Suizid gezahlt.
Ich traue mich beruflich jetzt auch aus der Deckung, in die erste Reihe, und bin mir eine richtig teure Ausbildung wert.
Schon in diesen Tagen, mit meinem Ausbilder, den ich so toll finde, erkenne ich immer wieder, wie viel leichter es für mich ist, mich klein machen und kneifen. Doch ich erlebe und erlöse das Kleinmachen lieber, und stelle mich bewusst in die erste Reihe.
Mit der ersten Reihe kommen wieder ganz neue andersartige Emotionen hoch, die ich erlebe und reinige. Emotionen klären hört nie auf, es ist wie auf einem Abenteuerspielplatz, wo ich gerne hingehe und es immer neue Spielgeräte gibt. Das macht Spaß, das ist toll, hier werde ich nie austherapiert!
Hier erlebe ich das Leben - mein Leben - und keine Therapie!
Indem ich nicht andauernd Schuld verteile, fühle ich mich frei und erkenne jeden Tag mehr, wer ich bin!
Ich bin nicht die Emotion, die Schuld oder der Beschuldigte, sondern ich bin ICH und das ist ein wirkliches Abenteuer.
Indem ich mich anderen so zeige wie ich gerade bin, und nicht darüber nachdenke, wie sie mich haben wollen, erlebe ich Freiheit. Früher habe ich immer erst überlegt, wie ich für die Anderen sein muss und wie sie mich sehen wollen, und mich damit belogen und verachtet. Mir vor allen Dingen auch viel von mir weggenommen. Wenn ich früher eingeladen wurde und ich dachte, dass der andere mich eh doof findet, habe ich diesen Menschen heruntergemacht oder bin zur Strafe nicht hingegangen. Heute gehe ich hin, ich erlebe meine Unsicherheit, die Angst vor Ablehnung, erlöse meine Emotionen und mache mir einen schönen Abend.
Freiheit ist das Zauberwort!
Freiheit ist für mich, ich darf fühlen, sagen, machen, was ich will!
Früher habe ich mich kontrolliert und dann gerichtet - typisch - kein Wunder - hätte ich lieber die Klappe gehalten!

eMail
heißt VORSICHT Handgranate!
Alle Ablehnungen sind mit Handgranaten unterlegt und Ruth fühlt sich pausenlos angegriffen.
In Resonanz wird sie angegriffen und mit Handgranaten bombardiert!

Der Gedankensalat und das Geplapper und Gequatsche vom EGO ist unerträglich!
Heute erkenne ich, wenn das Ego quatscht, damit es mich in den Griff KRIEGT!
Das schaffst DU doch sowieso nicht; die werden sich alle über DICH kaputtlachen; DU wirst schon sehen... Nun erkenne ich, wer ich bin und das ich mich traue, mein ICH zeigen.
Ich bin auch netter mit mir geworden und habe mich viel lieber als früher.
Ich brauche mich heute nicht mehr für die dummen Hätte- Wäre- Wenn-Spiele umbringen!

Ich entdecke jeden Tag etwas Neues mit mir, breite jetzt meine Arme aus und ich gehe mit einem fröhlich, kraftvoll, bejahendem JA in die Welt!

Die versteckten Suizid-eMails und die SELBST-WERT-Mangel-eMails liegen jezt offen und gelesen auf dem Tisch.
Jeder darf sie lesen, weil Ruth ihren Code des Mangels SELBST geknackt hat.
Damit ist die Macht der Angst offenbart, der Klebstoff ANGST löst sich und Ruth erlebt ihre lang ersehnte FREIHEIT!

Allergie

Allergie = All Energie = künstlich hergestellte geklaute Masse ohne LEBEN!

Eine Allergie ist ein extremer Überdruck und kostet den Körper-Cellen sehr viel Kraft, weil der abgelehnte Stoff nicht in die Körperchemie passt.
Der Körper meint, er müsse sich wehren, etwas herausschleudern, etwas reinigen. Wir erleben das in Hautreizungen, Tränenüberfluss, Nase laufen oder jucken, Husten, Asthma u.v.m.!
Der Überdruck ist immer nach außen sichtbar, damit das Reizthema gesehen wird.
Eine Allergie hat etwas von einem lauten Kind, was nicht leise sein kann und immer im Mittelpunkt stehen will. Wenn der Mensch sich dann nicht mit dem Thema beschäftigt, werden der Druck und die Symptome immer heftiger.
Input und Output sind nicht in der Balance.
Wenn von einem Stoff ZUwenig ist, oder ZUviel, reagieren die anderen Stoffe, indem sie sich aufplustern und dem nicht in Balance arbeitenden Stoff klar machen, dass sie sein Verhalten nicht dulden. Also machen die normal arbeitenden Stoffe, den inaktiven und den überaktiven Stoff anständig Dampf und Druck, weil er die normalen Stoffe zankt und die normalen Stoffe auch ins Ungleichgewicht geraten. Dieses Aufbäumen, die allergische Explosion, hat etwas von einem Vulkan im Körper, ist enorm kräftezehrend, und gleichzeitig lebensverschwendend!
Unsere Lebensart ist so angepasst, steril und langweilig bis keimfrei, dass viele Stoffe gar nicht mehr aktiv sein können.

Je unhygienischer eine Lebensart ist, desto weniger Allergien gibt es.
Jedes Frühjahr macht die Natur eine große Evolution durch, indem sie ihre Samen und Pollen verschwenderisch in Bewegung bringt.
Dieser Fruchtbarkeitstanz der Natur ist Lebensfreude, und in Resonanz davon erreichen die Samen und Pollen die Menschen, die sich als „Menschen" nicht weiterentwickeln wollen und ihr Mensch sein nicht nutzen.
Das ist der Druck, der dann in der Nase und in den Augen entsteht.
Das große Weinen um den Verlust des LEBENS!
‚Spring' heißt Frühling im Englischen und statt in das Leben springen, wollen die allergischen Menschen ihre Lebensquelle nicht sprudeln lassen. Obwohl sich der Körper so anstrengt und sich deutlich verausgabt, nutzen wir diesen Vulkan nicht.
Lieber werden Medikamente genommen und auf höchster Ebene wird dann ein ganz natürlicher Vorgang unterdrückt.
Wenn der Vulkan die nächsten Jahre dann wieder nicht erhört wird, oder weiter gedeckelt wird, reagiert der Körper mit heftigeren Symptomen und die große Reihe von Krankheiten sind die Folge.

Ich habe mir als kleines Kind schon immer ein Pelztier gewünscht,
aber meine Eltern haben mir diesen Wunsch nie erfüllt.
Die Art, wie Pelztierchen gucken und wie sie sich bewegen, berührt ganz tief meine Seele. Wenn ich sie sehe und berühre, kommen mir vor Freude die Tränen.
Jetzt, mit fast 50 Jahren, erfülle ich mir diesen Wunsch selbst und kaufe mir zwei Frettchen. Im Sturm haben sie mit ihrer Koboldart, mit ihrer Neugier und ihrer Pfiffigkeit, mein Herz erobert und ich nehme mir viel Zeit für sie.
Ich habe meinen zwei Frettchen einen 1A Tobespielplatz gebaut und, mit kindlicher Freude, Rohrsysteme und andere Spielzeuge in dem Gehege angebracht. Ich beobachte ihr Verhalten gern, kuschele und spiele mit ihnen. Sie haben so ein himmlisches Fell, was ich auch gern hätte.
Mit ihnen erfülle ich mir einen lebenslangen Traum mit Sehnsucht nach kuscheliger Wärme,die immer bleibt und ein Leben lang präsent ist.
Das Größte ist, wenn sie allein auf meinen Schoß kommen und sich bei mir einkuscheln. Hhhh… diese wohlige Wärme... ich schmelze dahin, wenn sie sich trauen, ihre Pfötchen zart und liebevoll auf meine Hand legen, statt mir ihre Raubtierkrallen zeigen.
Wochen später läuft mir immer öfter die Nase, bis dass ich nicht mehr ohne Tempotücher sein kann, und mein Atem ist schwer. Die Luft wird immer enger und ich reagiere heftig allergisch auf meine süßen Kuscheltiere.
Das verstehe ich nicht… es ist doch so schön… warum reagiert mein Körper gegen mich… was soll das… ich fühle mich doch so wohl mit ihnen… und sie haben es doch so gut bei mir… wie ungerecht!
Fragen über Fragen quälen mich, wie die Allergie selbst, und ich ignoriere erst einmal.
Die Quittung ist Erschöpfung und mein Körper will nur noch schlafen.
Dann hole ich mir was aus der Apotheke, damit ich mir Freiraum schaffe und die Tiere nicht abschaffen muss.
Die Atemnot wird noch heftiger und meine Nase läuft wie ein Wasserfall.
Jetzt muss ich was tun… reagieren!
Ich will diese Chance selber emotional für mich nutzen und rufe Elisa an.
Ich erzähle ihr meine Situation und sie lacht.
Sie sagt mir, dass ich diese kuschelige, wertvolle, geborgene Fellfrequenz wichtiger und schöner sehe als mein eigenes Fell.
Das stimmt... Ich gebe ihrem Fell den ersten Platz und dann kommt erst meine nackte Haut. Meine Haut ist nicht so kuschelig, die wärmt mich nicht immer, ich habe keinen eigenen Pelz und ich fühle mich in meiner Haut auch nicht so geborgen. Ich denke, die Frettchen haben ihr eigenes Kuschelnest immer dabei und fühlen sich nicht so nackt wie ich.

Elisa lacht; ob die Pelzindustrie die Frauen so gut kennt?
Frauen wollen sich in ihrem Pelz ankuscheln, nicht frieren und die Männer verschenken so gerne luxuriöse, warme Pelzchen zum Kuscheln. Damit der Luxus nach draußen spazieren getragen wird und die Männer stolz zeigen können, wie kuschelig und wertvoll ihre Frauen es haben.
Elisa sagt: „Du musst deine eigene Haut-Fellfrequenz aktivieren und dann reagiert das Defizit nicht *länger. Du weißt doch wie Cell-Cleanings gemacht werden!“*

In dieser Sekunde ist mir sofort klar, was soll denn mein Körper mit einem inhalierten Frettchenfell? Der muss sich ja wehren, der muss ja mit dem Druck reagieren. Ich mache mein Cell-Cleaning, und in dieser Sekunde löst sich der Druck auf und jetzt habe ich wieder viel Spaß, ohne jegliche Allergie, mit meinen kuscheligen Frettchen.

Medikamentenallergien entstehen auf der Basis von Fremdbestimmung und sprechen für sich. Der Körper zeigt sich ja schon in Krankheit, woraufhin Medikamente gegeben werden. Und dann muss der Körper noch eins drauf setzten, damit die Botschaft, das Schreien der wirklichen Störung erkannt wird.
Es werden immer weitere Mittel gegen die Gegenmittel und Nebenwirkungen gegeben, bis der gesamte Chemiehaushalt ges- oder zerstört ist und oft entstehen dann Medikamentenschocks.
Ein Wunder, das der Mensch mit solchen Chemiebomben nicht platzt oder explodiert.
Bei Neurodermitis oder Hautallergien geht es immer um Abgrenzung.
Hässlicher Hautausschlag ist die beste Waffe gegen die Menschen, oder sich Nähe vom Hals halten.
Das Schlimmste an Allergien ist die Idee von Ursache und Wirkung.
Es gibt keine Gene, keine Ursache der Umwelt oder Überempfindlichkeiten.
Jede Allergie ist der eigene emotionale Druck, weil wir unsere Datenbank nicht reinigen.
Jeder Mensch hat eine emotionale Datenbank, die immer noch weiter voll gestopft wird, bis sich alles staut. Allergien sind nur ein Zeichen des Staus von nicht geklärten Emotionen.
Ich habe eine Frau mit einer so heftigen Neurodermitis erlebt, wo sie nur noch Leinensäcke tragen konnte, weil die Haut nässt und eitert.
Sie sieht wie eine Leprakranke aus, mit einem völlig entstellten Gesicht.
Jahrelang hatte sie viele Medikamente genommen. Als ich ihr ihre Lebens-Lüge bewusst mache und ihr abverlange, dass sie sich mit ihrem Freund einlassen und die Nähe ertragen muss, tut sie das. Ihr Freund, ein schöner junger Mann, nutzt seine Emotionen, den Ekel, wenn er sie anfasst und sie nutzt ihre Emotionen, dass sie sich schämt und keinen an ihre Haut lassen will.

Sie erträgt, dass er sie anfasst und sie jagt ihn nicht weg.
Er lässt sich von den hässlich eiterigen Pusteln nicht einschüchtern.
Nach einem viertel Jahr wird es besser, weil sich beide der Situation stellen, versteckte Emotionen zeigen, reinigen und sich miteinander tief einlassen.
Nach zwei Jahren sehe ich eine wunderschöne junge Frau, die sich jetzt mit Mode, Schönheit und Luxus beschäftigt. Die Beiden haben die Hölle durchgemacht, und der Lohn ist eine wunderschöne Partnerschaft mit der sich Beide erfüllen.

Allergien sind Zivilisationsgeschenke und Wegweiser!
Je fortgeschrittener die Zivilisation, desto weiter ist der Mensch von seiner schöpferischen Art entfernt, fortgeschritten.

Jede All ER GIE muss genutzt wrden, damit Wachsen möglich ist!

Menschen, die ein fremdes Organ eingesetzt bekommen, reagieren oft auch allergisch!
Indem ein fremdes Organ eingesetzt wird, nimmt der Patient Anteile-Aktien von dem Spender auf und bringt damit seine eigene Datenbank durcheinander.
Je nachdem, wie die programmierte Datenbank der Cell-Intelligenz miteinander passt, nimmt der Patient das Organ an, oder der Körper stößt es ab.
Die jeweilige Chemie, die Schwinnungsfrequenz des kranken Organs, muß durch Cell-Communication bewußt gemacht werden, damit sich die Cell-Intelligenz auf den Eindringling einläßt.
Wie die Menschen durch diese Erfahrung beeinflußt werden, ist ein interessantes Thema für sich!

Noch einmal soooo wie früher…

Ach was habe ich Sehnsucht danach, ohne wenn und aber leben… nur den Moment genießen!
Einfach tanzen wie früher… weil mir danach ist!
Einfach diesen hübschen jungen Mann ansprechen, weil er so lieb lächelt!
Einfach sagen, was ich empfinde!
Einfach dieses knuddelige Baby mal in den Arm nehmen!
Einfach dieser Frau sagen, wie schön sie in ihrem roten Kleid aussieht!
Einfach lachen, weil ich lache und nicht auf den Grund warten!
Einfach wie früher Zuckerwatte essen, obwohl sie so ungesund ist!
Einfach das Prinzessinnenkostüm anziehen, obwohl kein Karneval ist!
Einfach JA sagen, weil ich JA fühle, obwohl es verboten ist und NEIN denke!
Einfach sitzen bleiben, wenn alle aufstehen!
Einfach sagen was ist, statt an dem Ungesprochenen krank werden!
Einfach fordern und sagen was meine Wünsche sind!
Einfach weinen… weil die Tränen fließen!
Einfach lachen, aber nicht lachen, damit ich nicht weinen muss!
Einfach mal das Hirn ausschalten....

Lass uns noch einmal verrückt sein, wie früher und den ganzen Unsinn machen!
Mit Kleidern in den Fluss springen für eine Wette und... und... und!

Früher habe ich das einfach getan und als ich älter wurde, hat mich die Reaktion der Menschen erzogen und ich habe mich verbogen. Jetzt wird alles erst durch mein Hirn gefiltert und dann überlege ich noch, ob ich darf… und dann bewerte ich und mache mir das Leben schwer.

Ich baue Sehnsüchte auf, weil ich mich zwar getraut habe, aber mich mit meinem TUN nicht erfüllt habe. Wenn ich die frühere Zeit in meinen Körpercellen belebt hätte, wäre die Erfüllung da und es gäbe kein Sehnen.
Sehnen ist immer das Defizit der nicht erfüllten Dinge!
Alle unerfüllten Sehnsüchte müssen so oft neu erlebt werden, bis die Cellen vom Erleben satt sind.
Die Körpercellen kennen keine Ver-gegangenheit, ZUkunft oder Gegenwarten!
Erleben ist NUR im Moment möglich.
Wenn wir uns nach früher sehnen, LEBEN wir nicht!

eMail
Die Sehnsucht ist die nicht gelesene und nicht geöffnete Mail!
Mails aus der nicht erlebten Zeit - Vergangenheit.
Sie kommen immer wieder aus dem Papierkorb oder liegen ungelesen auf dem Schreibtisch, bis sie emotional bewegt werden.

Sehnsüchte machen wir uns täglich selber, weil wir leiden wollen, und erleben die größte Leid-Projektion in der LEIDEN-SCHAFFT!

Sehnen und suchen ist das: Hold the Line - die Warteschleife des Lebens!

Genuss... der große Verführer

***D**ie Genüsse und das Genießen stehen in unserer Zeit an erster Stelle und werden mit Sex, Essen, Urlaub und Geldverdienen bedient.*
In Wahrheit heißt Genuss „nie genug". Genuss ist eine gut getarnte Leid-Projektion!
Wenn der Mangel am wahrlichten Erleben groß genug ist, wird das Defizit, im Hirn, mit Genuss verwechselt und wir müssen darüber reden, ihn beschreiben, ihn erklären, fachsimpeln, statt Genuss genug durch alle Körpercellen fließen lassen. Wer die emotionale Lebendigkeit genießt, erlebt, erfüllt sich die Sinne, und stillt A L L E S !

Niesen ist auch NUR eine Emotion = genießen - genießen Sie doch mal ihr Niesen! Aber wir regen uns lieber darüber auf, machen eine Krankheit daraus, wenn einer niest, oder haben Angst, dass wir uns anstecken lassen von den Erregern und sagen trotzig „Gesundheit"!
In Wahrheit macht Niesen frei, der Körper löst seine feinen Blockaden und schafft sich wieder Raum. Für die Körperwahrnehmung ist Niesen eine Befreiung und der Druck, den wir dabei denken, kann die Körper eMail nicht nutzen.
Einfach niesen - ohne denken... warum.... weshalb... wieso!

Die Menschen sagen: "Gesundheit" obwohl die eMail NUR Druckablassen sendet!
Wenn Ihre 100 Billionen Cellen erfüllt sind, ist es Genuss = Genug!

Wechseljahre

***D**as große Laster der Frauen… der biologische Niedergang!*
Wie das Wort schon sagt, wird in den Wechseljahren etwas gewechselt.
Frauen werden heute schon früh auf die hormonelle Belastung geimpft, und somit werden Ängste geschürt und es gibt reichlich Medikamente und Vorbeugungen.
Dieses viele Wissen der hormonell wissenschaftlichen Aufklärung jagt die Frauen förmlich aus ihrer Form in die Wechseljahrsymptome. Und sie können angeblich gar nichts dagegen tun, weil jede Frau früher oder später von diesem Naturereignis heimgesucht wird. Es schwingt gesellschaftlich und auch körperlich etwas Negatives darin. Es hat was mit Alt werden und was Unangenehmes.
Es steht nirgendwo geschrieben, dass die Frau sehr wohl die Art und Weise und auch den Zeitpunkt dieses Wechsels bestimmen kann.
In der Pubertät, wird durch den hormonellen Druck, aus dem Mädchen eine Frau, von der erwartet wird, dass sie ihre hormonellen Reize jetzt auch einsetzt.
Dann als junge Frau soll sie gebären und ihre frauliche Attraktivität zeigen.
In den fruchtbaren Jahren umgibt sich die Frau naturgemäß mit einer Familie, die sie Stillen und behütend tragen will.
Wenn sie diese Periode viele Jahre gelebt hat, geht die Frau naturgemäß in den Herbst, wo geerntet werden soll.
Jetzt soll sie aus ihren Erfahrungen die Früchte ernten und nicht der fruchtbaren Phase hinterher jammern.
Da die Frauen keine Ahnung haben, wie das geht oder sich dessen oft gar nicht bewusst sind, werfen sie diese reife Frucht auf den Kompost – den Medizinern als Krankheitsbild vor, statt die fruchtbare Ernte für die nächste Phase nutzen.

Lassen Sie sich nicht „Omisieren" oder verwelken, nutzen Sie ihr Potenzial!

Wechseljahre heißt ja nur, das die Gebärmutter nicht mehr gebraucht wird fürs Kinder gebären, sondern das die Frau jetzt den Raum für ihr eigenes Gebären nutzen, und ihre Weisheit zeigen soll.
Ich mag nicht tiefer fachspezifisch auf die Hormone eingehen, weil das für mich keinen Sinn ergibt.
Hormone sind die Träger der eingespeisten Programme in den Cellen, das Regelwerk.
In den Wechseljahren werden alle Programme wie in einem Herbststurm durcheinander gewürfelt, was für den Körper sehr... sehr anstrengend ist. Das zeigt sich in dem schubweise Schwitzen. Diese Phase des Leidens endet, indem Frauen nicht dem Krankheitsbild die Aufmerksamkeit geben, sondern ihre emotionale Reinigung erleben.
Wenn dieser Vorgang des Programmwechsels durch ist und alle Programme auf ihren neuen Platz sind, hört das Schwitzen oder das Herzrasen auf. Der Entwickungs-Prozess ist fertig, die NEUE WELT ist eröffnet und jetzt beginnt das Leben für SIE SELBST!
Statt sich alt fühlen, jammern und sich krank und nutzlos machen, ist die Frau jetzt gefordert, dass sie die neue Programmierung mit ihrer ganzen Reife, Fülle in aller Üppigkeit zeigt und lebt.
Da diese Sichtweise der gewechselten Jahre in unserer Kultur nicht bewusst gelebt wird, fallen die reifen Früchte nutzlos auf den Boden und vergammeln.

Frauen die in den Wechseljahren stecken bleiben, haben ihre selbst produzierten Früchte nicht für sich genutzt, den Sinn des Frauseins nicht erfüllt und leiden bis ans Ende unter den Symptomen der Wechseljahre. Kein anderer kann diese Früchte nutzen.
Statt dieses große Potenzial in die Hand nehmen, wird der scheinbar so schönen Jugend nachgetrauert, oder Frauen verlieren sich in der Krise, was die Schönheitsindustrie nutzt.
Raten Sie mal, warum es heute so viele Embryo- oder Plazenta-Kosmetik gibt?

Der BENUTZERNAME der abgetriebenen Embryos steht mit der Schönheitsindustrie in direkter Resonanz.

Männer zeigen ihre Wechseljahre in der Midlifecrises, oder wenn sie aus dem Beruf aussteigen. Statt Rentner werden und mit den Lorbeeren alt werden, kommt die Zeit des Wechsels. Sie sollen ihre Erfahrungen des Lebens, ihre Weisheit und Erkenntnis jetzt für sich persönlich nutzen und die Früchte in ein erfülltes Leben tragen.
Nähren und stillen Sie sich SELBST mit den reifen Früchten Ihres Lebensbaums, damit Ihr Leben sinnvoll in den Herbstfarben erblüht.

Wie die Herbststürme durch die Landschaft fegen, so sollen sich Frauen wie Männer in den Wechseljahren emotional reinigen!

Männer

Was Männer alles leisten und bedienen müssen!

Im frühkindlichen Alter werden Rollen eingeimpft, geprägt.
Die Werbung, die Medien bedienen sich dieser Klischees, und die Erziehung hängt in unseren Köpfen fest!

Männer müssen stark sein!
Männer müssen Frauen beschützen!
Männer müssen sich an ihren Beruf abgeben!
Männer müssen immer wissen wo es lang geht!
Männer dürfen keine Gefühle oder Schwäche zeigen!
Männer müssen erfolgreich sein und viel Geld verdienen!
Männer müssen Verletzungen schnell wegstecken können!
Männer hassen emotionales Gelaber… blah… blah… blah!
Männer müssen Familien ernähren!
Männer machen Politik, lenken die Wirtschaft!
Männer müssen im Krieg unser Land verteidigen!
Männer wollen gebraucht werden, bedeutsam sein!
Männer lieben es mit Pistolen oder Eisenbahnen spielen!
Männer haben die wichtigsten Posten, Positionen und Geldmacht!
Männer sind von Sex abhängig und damit sind sie von Frauen manipulierbar!
Männer müssen sich als Mensch verlieren, damit sie diese Anforderungen erfüllen.

Das wollen viele Männer heute ändern, aber ihre Programme nicht emotional in der Cell-Daten-Bank streichen!
Herbert Grönemeyer singt sehr trefflich…. Männer sind schon als Baby blau, und Männer sind so verletzlich und in dieser Welt unersetzlich.
Männer lügen am Telefon…!

Was meinen wir eigentlich mit Männern - wer oder was ist das?
Was sind Männer?
Wer verlangt ihnen das denn alles ab?
Wo steht denn geschrieben, dass Männer so sein müssen?

Wer hat diese Klischees erfunden und aufgestellt, und warum werden sie im 21. Jahrhundert immer noch bedient, obwohl jeder lange weiß, dass es NUR ein BILD, eine LEBENSLÜGE, eine VORSTELLUNG ist?
Selbst das größte Arschloch ist auch nur ein Bild, eine Idee!
Viele Frauen denken, Männer sind Schweine…, haben Männer-Hass, weil sie SELBST ihre eigenen Emotionen, ihr verhasstes Leben nicht erkennen und bei den Männern in Resonanz andocken!

Männer selbst haben sich dieses Gerüst, diese Rüstung, dieses Rüstzeug erschaffen, als sie sich gänzlich von ihrem Mensch sein, von ihrer ursprünglichen Natur, entfremdet haben. Damit sie ihr verlorenes Paradies nie mehr fühlen und ertragen müssen, verstecken sie ihre tiefen Verletzungen und die tief sitzende Traurigkeit hinter Sport, Macht, Potenz, Position, in Härte oder Frauen.
Wir Frauen wissen von diesem emotionalen Gefühls-Defizit und puschen „meist unbewusst" Männer noch weiter in „ihre Mangel"!
Gut, dass sie es nicht merken wollen!

eMail
Frauen haben unzählige Anforderungen an Männer.
Sie gehen miteinander in Resonanz der nicht erfüllten Erwartungshaltung.
Und wenn die Erwartungen nicht erfüllt werden, kommen die Beschimpfungen von beiden Seiten!

Es gibt bereits viele Weicheier oder völlig orientierungslose Männer, die Klischees ablehnen, aber keine Alternative haben und NUR die Seite der Macht mit der Ohnmacht vertauschen.
Die „unbewussten" Verletzungen sind die gleichen.
Macht hat die gleiche Frequenz wie Ohnmacht!
Frauen locken und verführen mit weiblichen Reizen, damit sich der Mann als Mensch noch weiter verliert und unsere Reize mit seiner „erdachten" Männlichkeit, seiner Potenz bedient.
Das Spiel der Frauen wird immer listiger und fordernder und somit haben sich die Männer auch immer neue Spielchen einfallen lassen und sind heute in der Sackgasse, ihrer eigenen Gefühls-Falle gelandet.
Und wir, ach so intelligenten, listigen, verachtenden, hilflosen, kopierten Frauen haben uns auch in einer Sackgasse der eigenen Strickmuster verfangen.
Unsere Partnerschlachten zeigen, in welche Ohnmacht sich Mann und Frau manövriert haben!
Beide leiden und sind traurig, weil Männer wie Frauen nicht miteinander die Erfüllung finden, nach der sich JEDER sehnt!

Verbissenen Singles geht es auch nicht besser, die sind nur noch dumpfer und es fehlt ihnen die Kraft für den Gegenpol!

Jetzt haben wir die so lang erstrebte Gleichberechtigung des Mangels!

Beendet den Krieg der Verletzung - der Gefühle!

Behauptet nicht länger: Männer sind Schweine, sie sind nur traurig oder verletzt!
Das Schwein sind SIE SELBST, NUR SIE erkennen IHRE eigene verletzte Projektion nicht!
Wahr Licht sehnen sich Männer nach Gefühlen, nach einer warmen, weichen, kuscheligen Brust, die sie stillt... das darf nur KEINER merken, wissen.
Da Frauen diese Ursehnsucht auch haben, nur auch nicht erkennen, leben wollen, reden sich Mann wie Frau ein, dass Sex aus-reicht und satt macht.
Diese Dumm- und Dumpfheit hat die Werbung und die TV-Medien gut genutzt!

Mit dieser Hilflosigkeit und der beschränkten Körperwahrnehmung reduzieren sich die Männer auf ihre Potenz und die Frauen auf ihre Reize und wer nicht satt macht, wird weggeworfen oder ausgetauscht.
Das sind die Neurosen, die Ängste in den Partnerschaften- oder schlachten.
Wir sind so dumpf, dass wir unsere eigene Art, natürliche Schönheit verleugnen und die Plastic-Schönheit den Männern zum Köder vorwerfen, wie einem Hund der Plastic-Knochen vorgeworfen wird! Alles nur, weil die Unerträglichkeit unerträglich ist und der Wahr Lichte Wert verloren ist!

Was soll in den Schlachten noch wachsen… was soll da noch geschehen…?
Frauen haben die Erwartungshaltung, dass Männer sie erfüllen, sie befriedigen, ihnen die Wünsche von den Augen ablesen, sie verwöhnen, den Müll runter bringen.
Männer haben die Erwartungshaltung, dass die Frau liebevoll, schön, präsent, weich oder gestylt, seinem Prestige entspricht, ihm guten Sex macht und ihm damit den verloren gegangenen Schatz wieder gibt, damit er sein eigenes Glück findet. Alles NUR Erwartungshaltung!
Zwei leere Batterien können sich nur noch weiter herunterziehen, be-nutzen,
Fehler beim anderen suchen und übereinander herfallen, sich beklagen, beschweren und sich gegenseitig das Leben schwer machen.
Jeder Mann weiß intuitiv, dass er eine EVA braucht, die ihm wieder die Tür ins Paradies öffnet.
Von Natur aus ist das jeder Frau bewusst!

Das sehen wir deutlich im Mythos Jesus, der keinen Vater als Erzeuger brauchte, aber Marias Körper fürs Gebären.
Sein Vater ist der reine Geist, und auch diese Reinheit brauchte neun Monate Schwangerschaft.
Feiern deshalb die Männer Himmelfahrt - Vatertag als Besäufnis, weil sie diesen Mythos kennen?
Hat Freud deshalb den Penisneid erfunden?
Jede Frau weiß intuitiv „bewusst" oder „unbewusst", dass der Mann allein kein Leben erschaffen kann.
Ist es nicht traurig, dass sich Frauen mit diesem Wissen noch über Männer lustig machen und Wetteifer beim Sport und im Beruf ihre Machtspiele treiben - wie dumm!
Frauen provozieren die Männer weiter, verweigern ihnen den Schatz der warmherzigen Liebe, die mütterlichen Seite, die Anerkennung des Lebens, nach der Männer bedingungslos suchen, weil der männliche Pol diese Frequenz für sein Leben braucht.
Männer glauben oft ihr Leben lang, dass sie dieses Lebenselixier nur von ihrer Mutter bekommen können, was emanzipierte Frauen mit ihrem Verhalten auch noch bestätigen.

Ich, als Frau, verstehe das sehr gut, weil ich genau dieses Bedürfnis als kindlich und unreif abgetan habe, und genau dieses Gefühl meinen Männern verweigerte!
Ich habe oft einen Wettbewerb daraus gemacht, habe ihnen einen Vorwurf, mit Härte und Eiseskälte, vor die Füße geworfen und habe mich dann mit meiner Überlegenheit einsam gefühlt, bis der Mann für mich seine Attraktivität verloren hat.
Diesen Teufelskreis habe ich erkannt, als ich mich emotional mit meinem Unterbewusstsein eingelassen habe und mir meine verrückten Partnerschafts-Macht, Ohnmacht mit den Männern angesehen habe.

In der „hohen Schule des Lebens“ kläre ich meine dummen Männer-Programme und jetzt bin ich erst in der Lage, dass ich meinen Mann in allen Lebenslagen bedingungslos in den Arm nehme und ihm eine wahrlichte Frau bin.
Damit erfülle ich, heute mit fast 50 Jahren meine eigenen fraulich weiblichen Facetten.
Diesen geöffneten Schatz, diesen Schutz, nutzt mein Mann, und das ist unser Mehr-Wert!

Frauen… zickt nicht länger herum, lasst das Wetteifern, Ihr wisst doch, dass Eure Art stärker ist als die des Mannes! Ihr gebärt die Kinder, Ihr schafft und bringt LEBEN hervor. Erinnert Euch und besinnt Euch auf Eure eigene ART!
Legt die Waffen nieder und beendet den Geschlechter-Krieg!
Verkleidet Euch nicht länger als Männer und kopiert nicht ihre Rollen!
Eine Frau muss ihre Geschäfte weiblich machen und nicht männlich kopieren, sonst sind beide die Verlierer, das macht die Frau so traurig!
Frauen klärt endlich Eure eigenen Programme, damit Ihr den Mann wieder bedingungslos in den Arm, an die Brust nehmen könnt, was ihm gebührt!

Der -GEGEN POL- plus - minus ist das PASSWORT und die Anziehung von Mann und Frau!
Männer mit Frauen, oder Männer mit Männern, oder Frauen mit Frauen gehen in Partnerschaften, weil die emotionalen Programme erwarten, dass sie erfüllen werden.
Frauen wie Männer denken, dass der ANDERE die Erwartungen erfüllt und in Wahrheit gehen alle leer aus, weil LIEBE niemals übertragbar ist. Wir verwechseln LIEBE mit dem Versteckspiel.
Solange wir dem Partner die Defizit Projektionsfläche vorwerfen, und das Defizit von ihm erfüllt haben wollen, bleibt es Partner-Schlacht.
Wenn wir den Partner als emotionale Projektionsfläche nutzen, und als Erkenntnis erleben, erfüllt sich JEDER und die „Liebe“ wächst für BEIDE .

Lebenslügen

Ich erinnere mich an meine erste Lebenslüge, als ich mit siebzehn Musiklehrerin studieren will und meine Eltern sagen mir, dass können wir uns nicht leisten, es sind ja noch drei Geschwister im Hause, die alle was wollen.
So muss ich als Älteste auf die anderen Rücksicht nehmen.
Ich belüge mich, indem ich kusche und mir meinen Platz nicht nehme.
Passe mich, wie immer, an, füge mich und denke mir, das sei in Ordnung.
Mein Zorn und die Wut kommen hoch, als ich erleben muss, dass meine Eltern meinem jüngeren Bruder, ohne Rücksicht auf uns, einfach Maschinenbau studieren lassen. Als das Studium fertig ist, nutzt er es nicht und macht auf Sozialhilfeempfänger. Dass macht mich noch zorniger.
Er hat keine Lust auf arbeiten, und ich hätte mein Studium genutzt und wäre gern Lehrerin geworden.
Dann muss ich gegen meinen Willen Krankenschwester lernen, was meine Mutter für mich ausgesucht hat. Sie sagt, dass ich da ganz tolle Männer kennen lerne. Da sind Männer mit viel Geld, kann einen Chefarzt heiraten, wie in der Schwarzwaldklinik. Meine Mutter sieht ihre Christa schon an der Seite von Professor Brinkmann und sich als reiche Schwiegermutter.
Mir macht der Beruf keinen Spaß.
Ich mache das nur für meine Mutter, damit Ruhe ist.
Die alltägliche Realität ist Krankheit, Tod, Schmerz, Kummer, und der Chefarzt ist auch schon verheiratet.
Die Ärzte sehen sowieso nur die kleine Krankenschwester in mir, die den Mist wegputzt.
Ich wasche alte, kranke oder tote Menschen und als ich das nicht mehr ertrage, fahre ich nach Hause und sage meiner Mutter, dass ich dort nicht länger hin gehe. Meine Mutti ist entsetzt und sagt mir, dass ich das ertragen und alles aushalten muss.
„Es geht im Leben eben nicht immer so, wie du es willst!"
Unter der Strenge katholischer Nonnen halte ich weiter aus, hasse meine Arbeit jeden Tag mehr und im letzten Jahr vor der Prüfung knallt es.
Es kommen Blutkonserven, die ich als Schülerin nicht entgegennehmen darf. Ich nehme diese trotzdem an, und unterschreibe grobfahrlässig die Annahme. Dann mache ich mit der Schule einen Ausflug und klaue - wie in Trance!
Ich finde einen Freund, obwohl das streng verboten ist.
Das wars, und sie werfen mich mit Prozessen und Gerichtsverhandlung raus. Das gehört sich nicht für eine brave ordentliche Schwesternschülerin.
Alle sagen gegen mich aus, und ich muss kurz vor der Prüfung gehen.
Für meine Mutter ist diese Niederlage noch schrecklicher als für mich. Ich ärgere mich nur um die vergeudeten Jahre, für meine Mutter bricht eine Traumwelt ZUsammen.
Ich verliere alles und habe die Familie geschändet. Sie sehen mich jetzt als schwarzes Schaf und zeigen mit dem Finger auf mich, ich hätte es schaffen müssen… ich habe versagt… Fehler gemacht!

eMail
Als Rache für ein Leben ohne Christa, rächt sie sich, in Resonanz mit Versagen, an ihrer Mutter. Die Mutter lebt in der gleichen Frequenz und sieht ihr vergeudetes Leben, was sie Christa ersparen will. Dennoch will sie jetzt durch Christa ihren nicht gelebten Lohn ernten!

Mein erster Freund baut mich in meinem Lebenstief wieder seelisch auf und gibt mir Geld.
Ich denke, er glaubt an mich und erzählt mir schöne Dinge.
Ich benutze ihn mit seinem Geld, damit ich einen Beruf lernen kann.
Dann lerne ich Arzthelferin und er finanziert alles.
Ich lebe wie im goldenen Käfig.
Am Anfang bin ich noch ganz lieb und mache alles was er sagt, weil ich ja sein Geld brauche, will aber auch meine Freiheit. Irgendwie liebe ich ihn auch gar nicht, und er geht mir immer mehr auf die Nerven. Ich belüge ihn mit brav und nett sein, passe mich ihm und seiner Familie an und innerlich mache ich eine Faust in der Tasche. Trau mich aber auch nicht, dass ich allein meinen Weg gehe.
Als ich die Ausbildung als Arzthelferin fertig habe, mache ich erste „Gehalleinversuche" und ziehe 80 km entfernt nach Böblingen.
Meine Chefin ist eine richtige Emanze und sieht, wie ich mich klein mache, brav anpasse und dann stichelt sie, damit ich mich auch emanzipiere und motiviert mich.
Ich wohne in ihrem Haus, und sie gibt mir Nachhilfeunterricht als Frau. Mein Freund will nicht, dass ich mich schminke, ich darf keine Zeitungen lesen und er dreht durch, weil ich immer mehr Frau werde und sexy Klamotten anziehe.
Als er die Brigitte Zeitung bei mir sieht, dreht er restlos durch und mein brav angepasster Freund bekommt einen furchterregenden Wutanfall.
Er will keine Emanze, er will mich weiter brav, lieb und bescheiden.
Keine Ansprüche stellen. Am Wochenende wohne ich mit ihm im Schwarzwald und in der Woche arbeite ich in Böblingen.
Am 1. Mai verabrede ich mich, wie jedes Wochenende, mit ihm für die Nachhausefahrt.
Er steht nicht am Bahnhof, und ich stehe ganz allein da und weiß nicht, was ich machen soll.
Das hat es noch nie gegeben!
In Panik und Angst fahre ich allein mit dem Zug heim. Ich frage meine Schwiegermutter, wo Rolf ist und ich drehe durch. Ich laufe durch den halben Schwarzwald und keiner hat meinen Freund gesehen. Tränen überströmt sitze ich bei meiner Schwiegermutter im Bett und warte, bis er nach Hause kommt. Wir können beide nicht schlafen. Um 6.00 Uhr morgens kommt er endlich heim und sagt mir ganz brutal: „Ich habe heute eine neue Frau kennen gelernt, die ist besser als du im Bett!"
Er geht schlafen und lässt mich einfach, ohne ein Wort, stehen. Er spricht nicht und ich renne, renne wie irre herum, ohne ZU wissen wohin.
Meine Schwiegermutter und ich sind geschockt.
Sie sagt, so habe ich meinen Sohn noch nicht gesehen!
Und das alles sechs Wochen vor dem festgelegten Hochzeitstermin!
Jetzt bricht für mich meine schön gedachte, be-nutzte Welt weg!

Jetzt geht die Abrechnung mit seiner Familie los und ich packe aus.
Der Schwager beschimpft mich, dass ich wie eine Hure aussehe, ich bin nicht mehr brav und lieb wie früher. Er knallt mir eine und dann raste ich völlig aus, schütte ihm das Bier übers Gesicht und erschrecke selbst. Ich packe aus und sage ihm die Wahrheit über seine nicht funktionierende Ehe und wie schrecklich verlogen hier alles ist. Ich decke alles auf, erschrecke mich über mich selbst, so kenne ich mich nicht!
Eine Woche später packe ich meine Sachen und ziehe aus.
Leider komme ich nicht von ihm los, treffe ihn heimlich und zeige ihm, dass ich doch gut im Bett bin. Nach dem Sex erniedrigt er mich immer, und ich fühle mich noch minder.
Eines Tages reicht es mir, weil er mich stehen lässt und abhaut. Ich habe ihm ja erlaubt, dass er mich wie eine Nutte be-nutzen und demütigen darf.

Ich wollte ihm NUR beweisen, dass ich besser im Bett bin als DIE Frau.

Ich habe ihn be-nutzt, und erlebe in Resonanz, wie er mich be-nutzt!
Keiner hat den anderen ge-nutzt!

Ich mochte ihn, aber die volle Liebe war nie da, aber das habe ich ihm nicht gesagt.
Obwohl er es merkte, hat er auch nichts gesagt.

Dann ziehe ich in eine eigene Wohnung und brauche Möbel.
Da ich mal wieder kein Geld habe, suche ich mir in der Zeitung günstig gebrauchte Möbel.
Ein Sohn löst die Wohnung für seinen Vater auf. Von ihm kaufe ich einige Möbel und das Sofa ganz billig. Da ich selbst kein Auto habe, bringen sie mir die Sachen in meine Wohnung und ich freue mich, wie gut das organisiert ist.
Der Sohn ist froh, dass er den alten Nachlass gut verkauft hat.
Dann lerne ich im Haus einen Nachbarn kennen, der mir handwerkliche Dinge erledigt und mir seine Hilfe anbietet, aber in Wahrheit will er meinen schönen Körper.
Ich lasse mich ein bisschen auf Sex mit ihm ein und das plänkert so vor sich hin, aber auch nicht richtig! Später haben wir einen großen Krach, weil ein anderer Mann bei mir übernachtet hat und jetzt will er mich ganz für sich und auch bei mir schlafen.
Ich will ihn aber nur ein bisschen, weil er nett und bequem ist und mit ihm bin ich nicht so allein in der neuen Stadt. Ein Jahr später lasse ich ihn über Nacht bleiben und wir klappen das Sofa aus, damit er darauf schlafen kann.
Er zeigt mir wie das funktioniert und sucht im Bettkasten nach Wäsche.
Da ruft er: „Schau mal was hier für Schätze im Bettkasten liegen“!
Ich stehe wie gelähmt da.... das gibt es doch nicht!
Bereits seit einem Jahr steht dieses Sofa mit Schecks, Scheckkarte mit Geheimnummer, Bargeld, Sparbüchern, Aktien und wertvollem Schmuck in meiner Wohnung.
Mein Nachbar entdeckt den ganzen Nachlass von dem gestorbenen Vater in meinem Sofa.
Die absolute Verführung...

Mein Nachbar kommt auf die Idee: „Wir machen jetzt ein Duo, teilen und hauen alles auf den Putz!"
Wie er das sagt, macht mir Angst, das kann ich doch nicht mitmachen, was sollen die Leute von mir denken.
Dann suche ich nach der Adressse von dem Sohn, der mir die Möbel verkauft hat, doch ich finde sie nicht mehr.
In meiner Naivität lasse ich mich auf den Deal ein, bin auch verrückt auf das viele Geld und mein Nachbar zeigt sich als Filou, wie ein krimmineller Spitzbube.
Dieser Spaß, diese Lust und der Trost, dass die Angehörigen so wie so nichts von dem Nachlass merken, nimmt mir meine Angst und ich mache mit.
Endlich mal richtig Geld, endlich mal richtig in schönen Boutiquen das Geld heraus werfen, mir endlich mal was gönnen, endlich mal...!
Ich kaufe mir alles, worauf ich schon lange Lust habe und verwöhne mich!
Kaufe mir sogar eine luxuriöse Wohnungseinrichtung, trage jetzt auch schöne teure Klamotten, gehe fein Essen und lasse das Geld fließen.
Diese Aufregung ist ein riesiger Kick, aber immer mit Angst unterlegt, ob sie uns erwischen.
Beim Kaufen treten wir öffentlich als Paar auf, weil wir so für die Schecks und Kreditkarten seröser wirken. Er kauft und kauft für sich und bezahlt erst einmal seine alten Schulden.
Als uns Deutschland ZU heiß wird, gehen wir mit den Schecks im Ausland einkaufen
Dann verkauft er den Schmuck an Dealer und verprasst das Geld für sich.
Wir erleben mal eben ein Nizza-Wochenende im Spielcasino, wohnen in teuren Hotels, haben Spaß und kaufen teuer ein.
Wir werfen wie Bonnie und Clyde mit dem Geld herum!
Mit so viel Geld lebt es sich einfach besser!
Nach fünf Jahren haben wir alles verprasst und dann lernt mein Nachbar eine andere Frau kennen und es gibt einen riesen Zoff.
Es geht hin und her und er beschuldigt mich, dass ich nicht richtig mit dem Geld umgegangen bin. Wir streiten und er droht mir, dass er mich bei der Polizei verrät und mich anzeigt.
Droht, dass er mich umbringt, wenn ich nicht so mitmache, wie er es haben will.
Ich soll endlich funktionieren!
Er droht mir mit seinem kriminellen Gesichtsausdruck, dass er mich jetzt anzeigt und geht.
Ich will nicht so wie er sich unser Leben vorstellt und dann haut er ab ins Ausland.
Da ich oft seine Gespräche mit anderen Kriminellen gehört habe, zittere ich vor Angst, dass er mich tatsächlich umbringt oder abmurkst. Er will mich fertigmachen und ich kann nicht mehr.
Ich glaube seiner Drohung und in meiner Panik renne ich zur Polizei und zeige mich SELBST an. Suche nach meinem Ausweis und merke, dass er mir den und mein letztes Bargeld geklaut hat. Da ich keine Identität, keinen Ausweis vorlegen kann, will die Polizei von meiner Familie die Absicherung, dass ich ICH bin. Vor Ort legen sie ein Foto von mir vor und fragen meine Mutter, ob ich ihre Tochter bin. Meine Mutter sagt: „Nein, dieses Foto, diese Frau kenne ich nicht, die sieht ja aus wie eine Drogenabhängige"!
Weil die Polizeibeamten mich nicht identifizieren können, bringen sie mich direkt in Handschellen nach Stammheim wegen Verdunklungsgefahr ins Frauengefängnis.

Ein schreckliches Gefühl, wenn wir uns nicht verkracht hätten, wäre der Nachlass nie bekannt geworden. Aber bestimmt haben sich die Angehörigen gewundert, dass immer noch nach Jahren von einem Toten Geld abgehoben wurde?
Normalerweise werden die Konten gelöscht, wenn einer stirbt und das Geld wird an die Angehörigen, an die Erben verteilt.
In diesem Fall läuft das ganz komisch, so anders, wir konnten noch nach Jahren Geld abheben!
So lerne ich mit 22 Jahren auch das Gefängnismillieu kennen. Wie ein trotziges Kind sitze ich stolz im Polizeiauto und denke: „OH endlich erlebe ich mal was Verrücktes, doch andererseits werde ich gedemütigt und wie der letzte Dreck behandelt.
Meine Eltern hatten mir zwanzig Jahre Angst gemacht, dass ich NIE an die Polizei geraten darf. Das wäre das Schlimmste für sie, das Peinlichste was einem Menschen passieren kann.
So etwas gehört sich nicht für einen anständigen Menschen!

eMail von der Mutter wird jetzt aktiv und die Eltern, die Mutter muss ihre selbst geschriebene eMail endlich lesen. Da sie mit der Tochter in betrügerischer und krimineller Resonanz lebt, liest die Tochter die eMail und erlebt die Programme, die beide im Cellmillieu gespeichert haben. Damit das keinem auffällt oder bewusst wird, werden diese Programme fein hinter GENE versteckt.
Die Mutter hat ihre Tochter wohl erkannt, aber die davorgeschobenen Programme, ihre eigen gespeicherte Kriminalität hat ihr das verboten und in ihrer Dumpfheit kennt sie ihre Tochter nicht.
Die Tochter hat ja ihr lebenlang gehört, dass Polizisten kriminell sind.
Die Bindung der Familienangehörigen entlarven uns füher oder später immer!

Nach eineinhalb Wochen finden sie meinen Komplizen und ich werde entlassen.
Wir dürfen beide das Land bis zur Gerichtsverhandlung nicht verlsssen.
Ein viertel Jahr später beginnt unsere Gerichtsverhandlung mit der geschädigten Familie und der Presse. Jetzt fliegt alles auf.
Da mein Komplize und ich komplett zerstritten sind, rechnen wir jetzt miteinander vor Gericht ab. Wir streiten öffentlich mehr um uns als um die Sache.
Er sagt GEGEN mich aus und ich sage GEGEN ihn aus!
Mein Rechtsanwalt gibt mir den Tipp, dass ich mich lieb, glaubwürdig und nett zeigen soll.
Das leuchtet mir ein und ich ziehe mein weißes Blüschen mit Rüschchen am Kragen an und sage brav die Wahrheit, wie es wirklich wahr.
Das funktioniert auch... alle glauben mir!

Es ist eine sehr verwirrte und langanhaltende Gerichtsverhandlung und die geschädigte Familie und die Gläubiger klagen ihr Geld ein.
Ich muss 30.000,-- Deutsche Mark in Raten an die Geschädigten zahlen!
Das Geld ausgeben hat mir einen riesen Spaß gemacht.
Doch die Familie tut mir leid, weil sie durch mich so viel Kummer erfahren musste und die ganze Familie jetzt auch komplett zerstritten ist, weil jeder den anderen beschuldigte, dass er den Schmuck und die Schecks unterschlagen hatte und fünf Jahre laufend Geld abgehoben hat.

eMail; Die geschädigte Familie steht genau wie ihre Familie mit der kriminellen Frequenz in Resonanz, haben die bewusst Kriminellen dafür be-nutzt, dass sie ihre eigenen Machenschaften erkennen.
Ihre Familie, die geschändigte Familie und die Gläubiger waren schon vor der Tat „unbewusst" in Resonsnz mit Unterschlagung oder kriminellen Machenschaften. Christa und ihr Komplize haben die Kriminalität und die Betrügerei „bewusst" erlebt, doch keine hat seine Programme emotional gereinigt und getilgt.
Wenn das geschehen wäre, hätte diese TAT Wahr Licht Sinn gehabt.
Vor Wiederholungs-Tätern wird gewarnt, doch die ganze Mannschaft wird sich so lange wiedertreffen, bis alle ihre Programme erlöst haben.

Ich gehe aus dieser Sache mit vielen Schuldgefühlen gegenüber der geschädigten Familie.
Die Blamage, die Peinlichkeit gegenüber meiner Familie ist schrecklich!

Die Demütigung im Knast und dass meine Mutter mich nicht erkannt hat, brennt sich in meinem Gehirn fest und schadet, verfolgt mich lebenskränklich.

Ich lasse meine schreckliche Vergangenheit hinter mir, und arbeite in einer internistischen Praxis. Ich sehe, wie etwas mit unserem Doc nicht stimmt. Er redet wirres Zeug, seine Frau hat sich umgebracht. Eines Morgens komme ich in die Praxis und alles ist geschlossen. Die Polizei steht vor der Tür und sagt: „Dr. X hat sich erhängt!"
Ab diesem Moment melde ich mich arbeitslos, bis alles geklärt ist. Gerade umgezogen, kein Geld in der Tasche, stehe ich wieder da und weiß nicht weiter. Ich bekomme ein halbes Jahr kein Geld und ich weiß nicht, wie es weiter geht. Auf das Sozialamt gehe ich nicht, ich schäme mich, das wäre für mich unerträglich. ZU allem Übel merke ich, dass ich im dritten Monat bin. Ich hatte mit wechselnden Partnern One Night Stands und ich weiß natürlich nicht, wer der Vater von diesem Kind ist.
An zwei Partner erinnere ich mich, die ich mit der Schwangerschaft konfrontiere. Einer speist mich mit ein paar Mark ab und will seine Ruhe. Der andere will nichts von einem Kind wissen. Da ich ja kein Geld für ein Kind habe, wird die Abtreibung genehmigt.
Hätte ich Geld gehabt, hätte ich dieses Kind bekommen.
Ich fahre nach Bayern in die Abtreibeklinik und es ist ganz schrecklich... ich hätte das Kind so gern gehabt. Dann stürze ich in Saufkreisen ab, trinke viel, meine Schulden werden immer mehr, und dann lande ich im Rotlichtmilieu.
Ein Bekannter sagt mir: „Dass ist doch die Möglichkeit, dass du von deinen Schulden runter kommst. Geh anschaffen - mach das doch einfach eine Zeit!"
Ich weiß nicht weiter und lasse mich darauf ein.
Arbeite in einem Appartement und nach einem Jahr merke ich, dass ich mehr Geld ausgebe und meine Schulden immer noch nicht bezahlt sind, obwohl ich viel mehr verdiene. Ich fühle mich so leer, dass ich nur noch Partys feiere und das Geld für Klamotten, Schuhe und Dinge ausgebe, die ich gar nicht brauche. Dann kommt das Gesundheitsamt und ich habe mich infiziert. Das ist so peinlich und schrecklich, ich schäme mich furchtbar und jetzt ist mir erst klar, was ich

hier tue. Ich bekomme einen Heulanfall und eine Sozialpädagogin bietet mir einen Termin an. Sie fragt, ob ich aufhören will. Ich annonciere und dann kommt ein Kunde, der mir nicht geheuer ist. Ich glaube, dass es ein Zuhälter ist.
Er macht mir Angst, dass ich dem verfallen könnte und da nie mehr rauskomme und den Absprung nicht mehr schaffe. Ich muss hier raus, und renne sofort nach dieser Sozialpädagogin, die mir mehrere Adressen von einer Art Frauenhaus gibt. Hier erhole ich mich erst einmal.
Ich schaffe den Absprung nur schwer und halte mich mit Jobs über Wasser.
Es gab auch Auflagen mit Zahlungen, die ich erfüllen muss, mich regelmäßig untersuchen und therapieren lasse.
Dann verliebe ich mich wieder und nach einem Jahr stelle ich fest, dass er Alkoholiker ist. Er ist wirklich die große Liebe für mich, aber er verachtet mich und demütigt mich mit meiner Vergangenheit.
Ich will ihn als Sprungbrett benutzen, damit ich endlich wieder normal leben kann. Ein Mann mit Haus, eine Familie gründen, mit ihm wird es mir gut gehen... jetzt endlich schaffe ich es, jetzt packe ich es noch einmal an.
Mein Traum will nicht sehen, dass mein lieber Bahnbeamter säuft. Weil ich ihn wahnsinnig liebe, gehe ich alle Kompromisse ein und eines Tages steckt er mich mit einer Geschlechtskrankheit an. Ich nehme Medikamente und es wird nicht besser. Dann sagt mir der Arzt, dass die Ursache beim Partner liegt. Nach einem Jahr reicht es mir, dass er mich ewig anlügt und gar nicht beim Arzt war.
Es macht mich wütend, dass er nur auf meinen Druck geht. Dann stellt der Arzt bei ihm eine Krankheit fest.
Er lässt sich behandeln und eines Abends sitzt er zitternd vor mir, weil er keinen Alkohol trinken darf. Da merke ich, dass er auf Entzug ist. Doch er lügt weiter.
Immer mehr erlebe ich ihn betrunken und ich verliere die Achtung vor ihm und vor mir.
Dann gehen wir auf eine Faschingsparty tanzen und er schläft sturzbesoffen neben mir ein. Es kommt ein netter Mann und sagt mir: „Hey... du bist doch so eine schöne Frau, hast du so einen Mann nötig?"
Diese Entwürdigung, diese Scham reicht mir und ich lasse ihn stehen.
Ich lasse das noch ein bisschen dahinplänkeln und dann gehe ich.
Mein Liebes-Traum ist mal wieder abgestürzt, nichts mit Mann, Haus und Familie...
wieder Mal alles dahin!
So jetzt reicht es mir, jetzt habe ich keine Lust mehr auf Männer. Jetzt mache ich meins und baue mir einen Job auf, zahle meine Schulden ab und es läuft gut. Nur irgendwas fehlt, es ist alles so leer. Diese Buntheit, die ich vorher hatte, fehlt, früher war ja immer was los!
An diesem langweiligen Leben stimmt auch was net!
Dann zwinge ich mich in ein normales Leben, habe einen Job und jage mich von einer Krankheit in die andere. Ich zwinge mich in ein normales solides Leben, angepasst, bürgerlich, brav, anständig und langweilig. Da treffe einen schönen, langweiligen Italiener, so ein kleiner Mann, der aussieht wie 50. Er ist aber erst Mitte dreißig und erklärt mir immer, dass ich mich anpassen muss. Das hat dann auch funktioniert. Mache mich für ihn schlank, er baut seinen Körper auch schön und wir sind die perfekte Illusion.

Ich habe ständig Blasenentzündung, Unterleibsentzündungen, bin oft krank und das nervt ihn sehr, passe nicht in seine Perfektion.
Wir fahren nach Italien und wenn er in Italien leben möchte, dann würde ich direkt meine Koffer packen. Dieses brodelnde Leben will ich, da ziehe ich direkt mit hin.
Aber er will in Deutschland leben. Es fliegen immer mehr die Fetzen und ich passe mich nicht mehr an. Vorwürfe machen sich breit und er macht mich mit Allem fertig, weil ich nicht funktioniere.
Ich habe Geld, habe eine schöne Wohnung, ich habe ihn… doch das reicht auch nicht.
Dann will ich ihn heiraten und dann sagt er: „Nein, eine kranke Frau heiratet ich nicht. Mit so einer Frau wie dir, will ich keine Kinder!"
Ich war ihm nie gut genug, ich habe ihm nie gereicht, ich konnte machen was ich wollte.
Er hält mich immer wieder hin mit Lügen und fadenscheinigen Versprechungen und sagt, dass er mich vielleicht heiratet, wenn ich endlich gesund werde.
Nach zehn Jahren reicht mir das Theater und ich gehe aus seinem Leben.

So, jetzt lebe ich endlich mein Leben.
Habe die Schnauze von Männern voll und wenn ich Lust habe, kaufe ich mir einen Callboy.

Dann sehe ich mir jeden Mann ganz genau an, damit ich nicht noch einmal Fehler mache.
Gehe kein Risiko mehr ein, bis Reinhold kommt.
Ich spüre den Sog, dass ich an diesen Stammtisch gehen muss, sie reden von Sternzeichen.
Ein Mann sagt direkt, ihr seid das perfekte Paar, Schütze und Löwe passen gut miteinander und ich kann mich nicht mehr wehren.
Schon ist es wieder um mich geschehen!
Ich denke, endlich mal was Freies und Lockeres, ein Mann, der mich so nimmt, wie ich bin.
Stattdessen erfahre ich mit der Zeit, das er zwei Kinder hat und voller Probleme steckt.
Ich dachte, endlich mal kein Alkoholiker, nicht so chaotisch, aber er ist voller Leiden. Dann werde ich in den Streit der Scheidung und der Kinder gezogen, was ich gar nicht will. Seine Frau setzt die Kinder ein und tyrannisiert uns.
Bei uns läuft der Film ‚Rosenkrieg in einer verhängnisvollen Affäre'.
Sie droht mit Messerstecherei und Gewalt. Im Nachhinein erkenne ich, wie ich seine Ex-Frau hasse und wie ich sie verachte. Sie hat einfach, von heute auf morgen, die Familie allein gelassen.
Alles was ich so gern gehabt hätte, wirft sie so einfach weg, das ist unbegreiflich für mich.
Als ich mich mit Reinhold einlasse, wird sie bösartig.
Jetzt lebt ein Kind bei der Mutter und ein Kind bei uns und ich werde immer dicker und dicker und keine Diät reagiert.
Mein Traum ist wieder zerstört!
Jetzt ist nicht nur ein Mann bei mir, sondern auch noch ein siebenjähriges Kind, dem ich eine gute Mutter sein will. Ab diesem Tag erlebe ich mich täglich in Konkurrenz mit der leiblichen Mutter - ich bin NUR die Stiefmutter!
Dann kommt eine ruhige Zeit und uns geht es gut, bis das Kind querschlägt. Ich habe Reinhold nie für mich allein. Und wenn wir uns dann Zeit nehmen, stört der Sohn so vehemend, brutal

und aggressiv, dass ich ihn immer mehr hasse. Ich empfinde Hass und Eifersucht mit einem ganz tiefen Schmerz, wie ein Messer in der Brust, weil ich nie etwas für mich habe.
Wieder gibt es für mich keinen Platz.
Wo ist mein Leben? Ich will eine eigene Familie… aber wie…?
Dann will ich auch ein Kind, damit ich was für mich habe. Damit ich diesen schmerzhaften Schmerz in der Brust, dass mir jeder alles wegnimmt, nicht fühlen muss.
Reinhold nimmt sich viel mehr Zeit für seinen Sohn.
Wenn alle durch sind, dann kommt mal die Christa… das tut weh… das ist bitter.
Die familiäre Zerrissenheit macht den Sohn so fertig, dass die Lehrer und die Psychologen es für richtig halten, dass er in ein therapeutisches Heim kommt und sich von der Familie trennt.
Damit rede ich mir ein, dass ich als Mutter versagt habe, ich bin Schuld und hätte das auffangen müssen.
Wir geben ihn zwei Jahre in die Einrichtung und er darf nur in den Ferien kommen.
Die Psychologen sagen, dass das Kind trennungsgeschädigt ist.
Wir wünschen uns auch ein Kind und auch nach vielen Versuchen werde ich nicht schwanger. Das macht mich traurig!
Als der Sohn nach zwei Jahren wieder in unsere Familie kommt, knallt es richtig. Jetzt attackiert uns seine Mutter nicht mehr, sondern das Kind selbst. Er provoziert uns ständig und reibt uns die Nerven blank.
Wieder kommt der große Hass hoch und ich sehe nur noch rot.
Ich komme immer ZU kurz und alle nehmen mein Leben in Beschlag. Dann ziehen wir in ein besseres Viertel, in der Hoffnung, dass jetzt alles gut wird.
In der Wohnung über uns, sind die Menschen so laut, und tyrannisieren uns Tag und Nacht, mit Lärm. Nach X Gesprächen ist keine Einigung möglich und ich weiß echt nicht mehr, was ich machen soll.
Ich habe mein ganzes Leben nur Scheiße am Hals und ich komme nicht mehr weiter.
Dann fahre ich sechs Wochen zur Erholung in Kur, doch als ich wieder daheim bin, holen mich die Sorgen und Probleme wieder ein. Ich kann ackern, kämpfen, machen was ich will, es ändert sich nicht wirklich was.
Dann mache ich ein Seminar von Dr. Murphy. Meine Freundin sagt: „Gehe da hin und es wird alles gut." Jetzt wird alles gut, dieses Seminar ist die Lösung.
Ich lese das Buch und bin begeistert.
Dann steht ein altes graues Kerlchen vor mir und sagt mir: „Schön das es dich gibt, es wird alles gut und drückt mich innig."
Alle sind „positiv" und als ich von den Problemen mit dem Kind erzähle sagt er mir: „Sie machen das ganz falsch, segnen sie ihn jeden Tag, dann wird alles gut." Kurz und gut, ich habe das alles gemacht, doch das Kind hat sich nicht geändert. Wenn ich jemand hasse, kann ich ihn nicht segnen. Die „positive Denkerei" bringt keinen Erfolg und es ändert sich nichts. Außerdem denke ich, dass ich vielleicht meinen Traum doch noch irgendwann erlebe. Ich muss es nur richtig machen, dann geht das.
Nach einem Jahr rufe ich das graue Kerlchen wieder an und sage ihm: „Ich kann das Kind nicht segnen, ich hasse ihn, das funktioniert einfach nicht bei mir."

Er wird richtig böse und attackiert mich. Ich denke, dass kann es nicht sein.
Irgendwas stimmt da nicht.
Dann lese ich ein ausgelegtes Buch und finde eine Adresse und denke, wenn die Frau einfach ihren Krebs besiegt, gibt es für mich auch eine Rettung.
Ich rufe in Köln an und gleich als ich mit Elisa spreche, macht es Ping, und ich weiß, das ist es.
Ich melde mich direkt an, lese das Arbeitsbuch und erfahre auf der Insel, wie Leben geht. Ich wusste nicht mehr, was Leben ist, diese Lebendigkeit hatte ich komplett verloren.
Hier mache ich Emotionen auf, reinige sie und ich komme wieder bei mir an.
Es geht um mich und ich gebe mich nicht länger bei meinem Mann ab.
Jetzt wird mir klar, dass ich mit dem Kind in Resonanz stehe und dass es mein abgetriebenes Kind ist. Den Hass, den ich immer auf ihn projiziert habe, ist meine Emotion, mein Hass, ich brauche ihn nur nutzen. Dann erzähle ich mein tiefes Geheimnis vom Knast, welches ich viele Jahre versteckt hatte. Ich fühle noch heute die tiefe Demütigung, doch die anderen halten sich den Bauch vor Lachen.
Für so einen Blödsinn habe ich mich immer verachtet... immer mehr Schuld auf mich geladen und jetzt löst sich der Stoff wie Luft in meinen Cellen auf.
Heute erkenne ich, dass ich mich mein Leben lang so eingesperrt habe, wie der Staat mich in der CELLE.

Wer die Körper-Cellen klärt, wird nicht in die „CELLE“ eingesperrt.

Mit meiner Klärung ändert mein Mann sich auch und wir leben entspannter.
Reinhold macht den Kurs später und wir klären miteinander unsere Datenbank.
Ich fühle jetzt mit meinem Stiefsohn viel Klarheit.
Wir erleben eine ganz neue Frische in der Partnerschaft, die vorher langweilig und verbraucht war.
Ich habe mich mit meinem Traum, Kindern, schönes Haus, immer wieder verarscht.
Ich lache und lebe wieder und ich nutze jetzt mein Leben.
Mein eigenes Leben leben, mir den ersten Platz geben, ist der wahre Lebens-Traum!
Weglaufen ist niemals die Lösung, weil ich nicht davon los komme.
Heute lache und lebe ich wieder und nutze mein Leben!

Ich habe Christa die eMail der Stiefmutter bewusst gemacht.
Stiefkinder sind Kinder, die von einer anderen Frau geboren werden müssen, weil wir sie selbst NIE ins LEBEN einladen würden - deshalb die Umleitung!
Stiefkinder machen uns Angst und werden dann auf Umwegen in unser LEBEN gebracht.
Stief steht für verlassen = nicht haben wollen.
In Resonanz projiziert der Sohn seine Aggression auf die Stiefmutter, die bei der Stiefmutter genau so vorhanden sind, nur im "Unbewussten" versteckt!
Deshalb muss der Stiefsohn die Stiefmutter reizen, damit ihre Emotionen, die in ihrer Datenbank gespeichert sind, ans Tageslicht kommen und geklärt werden!

Die Lebenslüge „Droge“

Meine Mutter erzählt als Familienanekdötchen, dass mir mein Vater, mit fast zwei Jahren, einen ersten Schnaps gegeben hat.
Ich war ein neugieriges Kind im Buggy und wollte auch trinken, was mein Vater trinkt. Mein Vater gibt mir das Glas und ich trinke den Schnaps auf EX aus. Reiche das Gläschen rüber und sage „noch haben“… das war das letzte Wort für viele Stunden.
Sie haben sich nicht getraut einen Arzt rufen und haben meinen kleinen blauen Körper dann mit nassen Tüchern abgerieben.
Das ist der Beginn meiner langen Suchtkarriere!
Mein Vater hat mir später öfter Alkohol gegeben. Mit fünf Jahren gibt er mir sein Weinglas, weil ich mir das Schlüsselbein gebrochen und laut geweint habe.
Sie wollten mich beruhigen. Ich schlage ihm das Glas aus der Hand und zur Strafe sieht keiner mehr nach mir.
Als ich sieben bin verlässt uns mein Vater und heiratet die Schwester meiner Mutter. Von da an habe ich schlechte Karten.
Meine Mutter sagte immer wieder: „Du bist wie dein Vater, du bist nichts, du kannst nichts, du hast nichts… aus dir wird nie was!“
Ihre ganzen Aggressionen auf meinen Vater und ihre Schwester projiziert sie auf mich. Sie nennt mich, mit zehn Jahren, sogar Flittchen. Ich weiß gar nicht was das ist, ich denke was Schlimmes.
Ab und ZU hole ich Bier aus der Kneipe, was mir sehr unangenehm ist: “Die besoffenen Männer an der Theke!“
Als ich 13 Jahre bin, heiratet meine Mutter wieder und spricht ein Jahr nicht mit mir. Das Nötigste schreibt sie mir auf, dann trinke ich schon ganz viel Bier, Wein oder Schnapsrunden.
Es macht mich so traurig, wie sie mich behandelt.
Dann nehme ich viele Schlaftabletten und bringe mich um, weil mich hier ja keiner will.
Ich glaube an den lieben Gott und ich gehe wieder da hin, woher ich komme. Als ich auf der Intensivstation wach werde, fühle ich mich herbe enttäuscht, weil der da oben mich auch nicht will.
Da kommt eine junge Krankenschwester an mein Bett, nimmt mich in den Arm und sagt: „Du schaffst das, du bist stark und du hast die Kraft dafür!“
Alle anderen machen mir Vorwürfe und in diesem Moment beschließe ich, dass ich Krankenschwester werde. Daheim habe ich auch nicht mehr gesprochen. Habe totale Leistungsverweigerung in der Schule, beame mich ganz weg und muss die Schule verlassen.
Ich mache noch ein Jahr Haushaltungsschule und wir machen auf den Toiletten wettsaufen, rauchen und bei meiner Mutter darf ich auch Bier trinken.
Mir schmeckt Alkohol überhaupt nicht, bää… so bitter, ich trinke nur für das Gefühl der Erleichterung und ich kann weinen, die Last fällt ab!

Dann geht meine Mutter mit mir in ein Nonnenkrankenhaus, wo ich die Schwesternvorschule machen will.
Sie spricht mit der Oberin und ich muss draußen warten.
Am nächsten Ersten darf ich anfangen und statt Schwesternvorschülerin machen sie mir klar, dass ich nur als Stationshilfe angestellt bin und muss jetzt auch hier wohnen.
Ich haue oft mit Cliquen ab, bleibe Tage lang weg und trinke viel.
Manchmal klaue ich auch, bin nur nicht erwischt worden.
Ich bin schon längst der große Schandfleck der Familie, aber meine Mutter wusste ja schon immer, dass aus mir nichts wird.
Ich lebe täglich in meinem Kampf: bleibe ich meiner Mutters Schandfleck, oder beweise ich doch noch Allen, dass auch ich was wert bin und was kann. Ich kann mich bei den Nonnen nach meinen Eskapaden, nicht mehr bewerben, also bewerbe ich mich beim Roten Kreuz. Meine Mutter geht mit mir in das Bewerbungsgespräch bei der Oberin, und redet für mich. Mit mir spricht kein Mensch, aber dann sagt die Oberin nach einer halben Stunde, jetzt soll meine Mutter mal raus gehen und sie will mit mir sprechen. Widerstrebend geht meine Mutter raus und ich sitze auf ihrem Stuhl und rede, SELBST.
Die Oberin sagt mir: „Deine ganzen Referenzen taugen nichts, aber ich sehe, dass bei dir ganz viel Potenzial ist und das du sehr intelligent bist!"
Sie gibt mir eine Chance und ich muss in einem halben Jahr die fehlenden Schulkenntnisse aufarbeiten, in der Schwesternschule beweisen, dass ich gut mitmache, und eine Zwischenprüfung ablegen. Wenn ich das geschafft habe, bekomme ich die Schwesterbrosche. Sie ist der erste Mensch, der an mich glaubt und der mir eine Perspektive anbietet. Das verleiht mir Flügel und ich mache brav, mit kindlichem Eifer, meine Zwischenprüfung mit eins.
Es dauert aber nicht lange, denn die liebe gute Förderin wird in den Ruhestand versetzt, und ich verliere meinen Halt, den sie mir bis jetzt gab. Es läuft gut weiter und nach vielen Jahren meldet sich mein Vater mal wieder, der mich dringend sehen muss.
Wir treffen uns mit meinem Halbbruder und ich lege ihm in seiner Kneipe meinen Ausweis vor, damit er mich erkennt. Er erzählt, dass es ihm sehr schlecht geht, dass seine Frau ihn mit dem Kind verlassen hat und ich sehe, wie schlecht es ihm wirklich geht. Ich habe tausende Fragen, doch ich muss um 10.00 Uhr im Schwesternhaus sein.
Wir verabreden uns zum Fasching in seiner Kneipe.
Zwei Nächte vorher träume ich einen Traum. Ich wache schreiend auf und weiß, mein Vater ist tot. Trotzdem sitze ich dann zwei Tage später zitternd und hoffend am Telefon, dass mein Traum nicht stimmt. Statt meinem Vater ruft mich meine Mutter an und sagt mir: „Wir kommen dich abholen, wir müssen mit dir reden!" Mein Stiefvater holt mich ab und meine Mutter drückt mir die Zeitung in die Hand und gibt mir einen Cognac.
In einem großen Artikel steht, dass mein Vater bei einer Schlägerei, als Schlichter, erschlagen wurde und ist nachts, genau als ich es träumte, um 5.00 Uhr auf dem OP-Tisch gestorben.
Weil Schmerz zeigen bei uns verboten ist, bekomme ich einen furchtbar krampfhaften Lachanfall bis mir alles weh tut.
Mein Stiefvater ohrfeigt mich, damit ich aufhöre und dann fahren sie mich direkt wieder ins Heim.

Meine Kolleginnen schreien entsetzt: „Wie siehst du denn aus?", da merke ich erst meine Betäubung, wache auf und fühle die Schmerzen.
Endlich kann ich weinen, es löst sich der Krampf.
Alkohol war im letzten Jahr für mich kein Thema, doch jetzt rauche ich ganz stark, und fühle mich ganz allein mit diesem Tod. Meine Mutter wird selber damit nicht fertig, schweigt wie immer und ich habe keinen, der mit mir spricht. In der Klinik muss ich den unehrenwerten Tod meines Vaters verschweigen. Ich arbeite weiter, die Patienten lesen die Zeitung im Bett und ich sehe jeden Tag neue Artikel von der schrecklichen Bluttat, bei der mein Vater starb.
Damit mich keiner erkennt, trenne ich das Namenschild aus meiner Schwesternschürze heraus. Wenn sie erfahren hätten, dass es um meinen Vater geht, hätte mich das die Lehrstelle gekostet.
Ein halbes Jahr später habe ich meinen ersten festen Freund, der zwölf Jahre älter, und mein väterlicher Beistand ist.
Er ist ein Genießer und ich trinke an Wochenenden auch mal ein Bier oder ein Wein, ist Professor an der Uni und er vermittelt mir sehr viel Kultur, Bücher und Intellektuelles.
Nach einer Zeit soll ich fünf Zeitungen am Tag lesen und er engt mich sehr ein. Mache mein Examen, wechsle an die Uniklinik und gucke mir als Anästhesieschwester die schrecklichen Unfallopfer an, wo kein anderes Krankenhaus mehr helfen konnte.
Das macht unheimlich viel Druck in mir, habe Alpträume und ich fühle mich komplett überfordert. Bei den schrecklich entstellten Körpern haben sogar Oberärzte gekotzt.
Mit meinem Freund wird es immer unerträglicher, enger. Ich verletze mich am Knie. Für die Narkose soll ich mir die Prämedikation selber geben, da meine Kollegen mit einem Unfall beschäftigt sind. Als die Spritze wirkt, habe ich das Gefühl, ein riesengroßer Felsbrocken fällt von mir ab.
Ich fühle mich ganz wach, präsent, leicht. Fühle reine Wahrnehmung, voller Liebe. Wehre mich mit Händen und Füssen gegen die Narkose und ich brauche die doppelte Menge.
Beim Aufwachen schreie ich nach meiner Mama.
Diese Erfahrungen sitzen tief in mir und beschäftigen mich sehr.
Diese Erlebnisse haben eine ganz tiefe Sehnsucht in mir ausgelöst.
Ich trenne mich von meinem Freund, weil wir nicht miteinander und nicht ohne einander leben können.
Jetzt bricht mir mir der Boden unter den Füßen weg, der letzte Halt ist auch dahin.
Die ganzen alten Schmerzen vom Verlust meines Vaters brechen auf, alle verdrängten Alpträume sind da, ich zerreiße mich noch mehr und mache mir Vorwürfe, Schuldgefühle. Ich konnte meinen Vater nicht haben, meinen Freund nicht halten, und überhaupt hat meine Mutter recht… ich bin nichts wert…!
Den tiefen Schmerz halte ich nicht mehr aus und ich erinnere mich an das schöne Gefühle der reinen Wahrnehmung und Liebe in der Narkose, und spritze mir heimlich die gleiche Menge. Die Uni ist groß, ich habe als Narkoseschwester den Giftschrankschlüssel in der Tasche und es fällt keinem auf, das geht eine ganze Weile.
Das Gefühl von damals hat sich nie wiederholt, aber ich nehme die gleiche Droge immer wieder, damit endlich das ersehnte Gefühl wiederkommt.
Habe oft Horrortrips und kann nicht aussteigen.

Statt dem schönen Gefühl wird es immer heftiger, und ich werde abhängig von meinen Drogen. Nach dem ersten Rausch fühle ich mich unheimlich leistungsstark. Ich arbeite in Doppelschichten, wiege 56 Kilo und schlafe nicht mehr. Ich brauche immer schneller immer mehr, habe aber nicht den Mut, dass ich das Jemanden sage. Merke, wie ich mich umbringe und schreie leise nach Hilfe. Da ich nicht sprechen kann, hoffe ich, dass es auffällt. Ich lasse immer öfter die Ampullen und Spritzen offen liegen.

Ich verstehe nicht, dass so lange Zeit keiner sehen will, was ich mit mir tue.

Sie räumen die Spritzen weg und niemand sagt etwas.

Ich arbeite gut, fahre Doppelschichten, funktioniere bestens, dass können die hier auch gut brauchen. Oder sagen sie nichts, weil der Chef das gleiche tut und ein Kollege von mir auf Toilette tot aufgefunden wurde.

Erst ein Jahr später habe ich ein Black out, und als mich ein Oberarzt anspricht, merken sie, was mit mir passiert ist und ich werde in der Nervenanstalt ruhig gestellt. Sie haben mich tagelang durchschlafen lassen!

Ich weiß genau, dass die Sucht nicht weg ist und aus Angst, dass ich mich mit 23 Jahren doch noch umbringe, kündige ich meinen Job.

Mein Leben scheint ausweglos und mache mit 24 den nächsten Suizidversuch, der aber scheitert. Trinke weiter mal mehr, mal weniger Alkohol, heirate aus Trotz gegen meine Mutter heimlich in Wien, aber das ist auch ein Fiasko.

Da er kein Geld hat, arbeite ich wieder als Krankenschwester bei Nonnen und dann geht die Drogengeschichte wieder los.

Dann werde ich von einer Nonne entlassen, die mir sagt: „Wen Gott liebt, den züchtigt er!" Worauf ich antworte: „Mich hat er sehr lieb!

Dann gehe ich in die Schweiz, weil ich da mehr verdiene, aber die Drogen lassen mich nicht in Ruhe. Nach einer Zeit merke ich, dass es meinem Mann sehr lieb ist, dass ich in der Schweiz arbeite, damit er seine Freundinnen heimlich treffen kann.

Immer wieder arbeite ich in verschiedenen Kliniken, damit ich an die Drogen komme und gehe weg, damit es nicht auffällt.

Mein Mann studiert und studiert und ich muss das Geld rein holen.

Eineinhalb Jahre später ruft er mich an und erzählt mir am Telefon: „Kiki, ich habe dich lieb, aber es reicht nicht um verheiratet ZU sein. Ich lasse mich scheiden!" Das ist so überraschend und die Drogen sind der einzige Halt für mich zur Druckentlastung.

Nach dem ganzen Theater gehe ich mit 29 in den Drogenentzug und bin seit dem von Drogen clean. Alkohol ist noch weiterhin immer wieder ein großes Thema.

Mit 30 heirate ich einen trockenen Alkoholiker.

Er ist ein sehr gewaltbereiter und gewalttätiger Mann, was ich erst mit der Zeit merke. Seine Paranoia drückt sich darin aus, dass er immer eine geladene Waffe bei sich trägt, auch nachts am Bett. Wenn ich dann mal raus muss, muss ich ihn erst wecken, damit er mich erkennt und mich nicht beim Pinkeln erschießt. Umbringen will ich mich schon gern selbst, deshalb trenne ich mich von ihm, flüchte bei Nacht und Nebel ins Frauenhaus, und er mobilisiert seine gewaltbereiten Kumpels die das Frauenhaus überwachen. Wenn ich da mal raus muss, dann nur mit einer Schutzeskorte. Mein Mann kam mit einem Köfferchen in meiner Wohnung an und ich

verlasse meine Wohnung auch mit einem Köfferchen. Alles andere, meine gesamten persönlichen Dinge, hat er einfach verkauft.
Die Oberin guckt mich entgeistert an, als wäre ich ein Gespenst und als sie sich wieder gefasst hat, sagt sie: „Sie sehen genau so aus wie eine Frau, die vor einem Jahr auf der Treppe von ihrem Mann erstochen wurde!" Ich sage: „Na ja... dann bin ich ja hier im richtigen Club, meiner droht mir auch mit Erschießen!"
Mein Mann zieht sogar um, so dass er mit einem Fernglas in mein Zimmer gucken kann.
Nach acht Monaten verlasse ich das Frauenhaus, und finde auch sofort eine kleine Wohnung.
Ich suche mir eine Putzstelle und mache das Abitur nach.
Das ist sehr anstrengend, aber Klasse.
Mein Mann verfolgt mich noch und aus Rache lasse ich mich, ohne seine Anwesenheit, scheiden.
Später treffe ich ihn mal und dann erzählt er mir, wie peinlich es für ihn war, dass ich mich heimlich scheiden lassen habe.
Mit 35 mache ich das Abitur nach und meine liebe Mutter tobt: „Du spinnst doch, mit 35 machst du Abitur, wo alle anderen schon lange fertig sind!"
Ich trinke wenig, aber in mir wird es einfach nicht ruhiger.
Ich würde gerne Sozialpädagogik studieren, aber ich bekomme keinen Studienplatz. Krankenschwester mache ich nie mehr und dann übernehme ich eine kleine Bürokommunikationsfirma.
Der Besitzer fährt sich ein Jahr später an die Wand und dann ist das auch wieder weg.
Ich mache viele Jobs fürs Geld, habe flüchtige Beziehungen, doch es fehlt mir was, es geht mir einfach nicht gut.
Dann Ende dreißig merke ich, ich muss da wieder hin und beginne mit mobiler Krankenpflege.
Ich kann mich gut darauf einlassen und sehe, dass die Krankenhausstruktur viel mit meiner familiären Struktur hat. Da arbeite ich jetzt dran.
Dann nach neun Jahren allein leben, treffe ich Gert.
Wir haben einfach was miteinander, was Schicksalhaftes ZU erledigen.
Nach sechs Wochen sind erst bei ihm und dann bei mir die ganzen Missbrauchgeschichten hochgekommen, er ist auch trockner Alkoholiker.
Wir sind so überflutet von unserem Déjà vu und rennen und suchen nach Therapeuten, die uns helfen. Wir machen verschieden Therapien, damit wir die Zeit irgendwie überstehen und gleichzeitig brechen auch bei uns die Familienmuster auf. Er verlangt von mir, dass ich immer verfügbar und präsent für ihn bin. Ich löse mich aber ab und will meine Dinge tun. Es ist sehr schwierig, aber auch schön.
Er hält seinen Selbsthass nicht mehr aus und als ich vom Nachtdienst komme, hat er sich erhängt.
Jetzt, nach Jahren, erleichtert und tröstet mich der Alkohol wieder, damit ich den Druck noch ertrage.
Dann lerne ich Christoph kennen, der als siebzehnjähriger seinen Vater verloren hat.
Mit ihm arbeite ich viel Trauerarbeit auf.
Das ist nicht so ein Happyverliebtsein aber wir sind mit vielen, schweren Themen da so rein gewachsen.
Wir nabeln uns von unseren Müttern ab und die äußeren Katastrophen hören auf. Im Außen wird es stabiler, ich arbeite dann in der Psychiatrie und werde schwer krank, rauche nicht mehr und nehme über 3o Kilo Gewicht ZU.

Mich plagt ein Gefäßverschluss, und ich darf nie mehr als Krankenschwester arbeiten, orientiere mich beruflich neu.
Jetzt kommt endlich der Punkt, dass ich mein kreatives Potenzial befreie und ich male.
Das wird mein neuer Beruf und Christoph und ich heiraten.
Nach vielen Suchen treffe ich, vor einem Jahr, auf Elisa und ich erkenne einen komplett anderen Weg.
Bis jetzt kannte ich nur Therapien, wo aufgearbeitet werden muss oder analysiert wird, wer Schuld ist oder von wem welche Gene kommen. Hier geht es 100% um mich, wie ich mit den anderen in Resonanz stehe und dass ich mir meine Schlachten selbst erschaffe. Das all die schrecklichen, wie guten Muster in meiner eigenen Datenbank gespeichert sind und meine Eltern, meine Partner, meine Arbeitsbedingungen mich nur an meine Emotionen erinnern.
Jetzt löse ich meine Programme emotional und dieses Mal kläre ich auch meine Liebsten.
Christoph geht den Weg mit mir und wir fühlen uns stärker, weil jeder mehr sein Leben sieht und damit haben wir mehr Nähe.

Ich gehe meinen Weg und mache meine Schritte in die Lebensqualität der Schöpferkraft und ich habe begriffen, dass es für Leiden keine Punkte im Himmel gibt.
Statt weiter leiden mache ich jetzt Re-Light.

eMail
Ursel hatte keine schlechte Kindheit, obwohl sie von der Mutter vernachlässsigt und nicht von ihrem Stiefvater anerkannt wurde.
Sie SELBST hat diese Lebensart in ihre Celle-Datenbank und ihre eMails senden immer wieder ihren Selbst-Hass, den ihr die Familie zeigt, bewusst macht.
NUR durch die Familie, durch diese caotischen Verhältnisse in ihrem Leben kommt sie in Resonanz an ihre eMails.
Das schrecklich leidende Leben hatte sie schon vor der Geburt in ihre SELBST erschaffene Datenbank installiert, jetzt muss sie die Suppe mit ihrer Familie, ihren Drogen, mit ihrer Sucht auslöffeln, die sie sich SELBST eingebrockt hat!
Wie Sie lesen, haben sich ihre Lebens-Muster immer wiederholt. Die Muster haben so lange Gütigkeit auf der Festplatte, bis die Chemie bis ins tiefste Atom - Quarks chemisch von ihr SELBST erlöst ist.
Das ist ihr jezt bewusst und jedes Mal wenn ich sie sehe, ist sie einen Schritt weiter gegangen und traut sich , ihre schrecklichen, wie grausamen, wie schönen und verführerischen eMails öffnen, lesen und die Emotionen klären!

Diäten Horror

Nach der Trennung von meinem ersten Freund stehe ich allein da, und als meine ganze Welt einbricht, esse ich so viel Süßigkeiten, bis ich den Schmerz nicht mehr fühle. Vierzehntage fresse ich von morgens bis abends nur Süßigkeiten und Kuchen bis zur Übelkeit. Ich will kotzen, aber es geht nicht. Ich werde immer dicker und meine Chefin sagt mir eines Tages, dass ich wie eine schwangere, stillende Mutter aussehe. Das ist ein Schock für mich, was sie sagt. Sie gibt mir Tipps, wie ich abnehmen kann und wieder eine schöne Figur bekomme.
Direkt mache ich eine Brigitte Diät, indem ich mein Essen genau nach dem Diät-Programm abwiege. Ich nehme 20 Kilo Gewicht ab. Das freut mich, aber die Sucht nach Süßigkeiten ist immer wieder da.
Das Diäten-Programm ist fertig und ich esse wieder „normal" und dann kommt die Gier nach Essen und Süßigkeiten noch heftiger. Ich kann ohne Essen nicht leben und der Jo Jo Effekt ist da.
Ich nehme wieder 30 Kilo ZU, und mache dann FDH - fresse nur noch die Hälfte.
Ich nehme wieder 30 Kilo ab und als die Diät fertig ist, holt mich die Fresssucht wieder ein.
Ich werde immer gieriger, ich muss jetzt noch mehr essen und erlebe aggressive Fressattacken und nehme ZU und nehme AB. Es wird immer schlimmer und dann mache ich eine Weight-Watcher Diät und nehme wieder 20 Kilo ab.
Das geht drei Jahre und ich kann mein Wunschgewicht halten.
Als ich dann berufliche und partnerschaftliche Probleme habe, muss ich wieder essen, trinken und rauchen. Alles ganz heftig.
Immer wenn ich ein Lebensdrama erlebe, kommt alles hoch, weil mein Kontrollsystem weg bricht und ich tröste mich mit viel essen und Alkohol.
Als ich das Fettsein dann wieder nicht mehr ertrage, mache ich eine Atkins-Diät, wo ich nur Eiweiß und Fett esse. Das geht ein Weilchen gut und dann merke ich, dass es so nicht mehr weiter geht. Ich werde immer kranker und depressiver. Als das auch nicht hilft, gehe ich in eine psychosomatische Klinik, wo die Fresssucht und der Alkohol und die Probleme und Krankheiten aufgearbeitet werden sollen. Hier lebe ich in einer heilen perfekten Welt, abgeschirmt von den Konflikten und ich nehme wieder schön ab. Mein Körper ist super schlank, alles ist super und ich fühle mich wie neu geboren. Jetzt packe ich es, jetzt klappt es, denke ich.
Mein Körper sieht so super aus, dass ich als Model arbeiten könnte und alle sind begeistert.
Ich fühle mich so schön, dieses Gefühl will ich nie mehr verlieren.
Die Panik, dass ich so schlank bleiben muss macht mir auch große Angst. Ich will nie… nie… nie… mehr fett sein. Dieser Zwang ist noch heftiger als der Fresszwang. Doch zwei Jahre später fresse ich wieder, aber weil ich nie mehr dick werden will, kotze ich alles aus.
Mit der Bulimie verstecke ich die Fresserei und Sauferei und keiner merkt, was ich alles in mich hineinstopfe.
Dieses grausame Spiel treibe ich viele Jahre und werde immer dünner und kranker. Ich habe ständig Magen- und Darmentzündungen. Mich quälen Selbstmordgedanken. Das macht mir Angst und dann besuche ich einen Arzt, weil mir alle sagen, ich sehe aus wie der Tod, habe Todesangst und ich denke, es geht um mein Leben. Jetzt trenne ich mich endlich von meinem langjährigen Freund.

Sehe körperlich aus wie ein Wrack und psychisch bin ich am Ende.
Der Arzt sagt mir, sie müssen jetzt essen und es behalten, sonst sterben sie in kurzer Zeit.
Panisch gehe ich die Wände hoch, ich fühle mich aggressiv und meine Unruhe bringt mich um.
Todesängste und Panik verfolgen mich. Ich kann nicht mehr schlafen… nichts mehr.
Durch Zwangseinweisung werde ich für ein Jahr in eine Nervenklinik eingewiesen. Hier sind nur essgestörte Damen und wenige Herren, ansonsten noch Patienten mit Zwangs- und Angstproblemen. Die absoluten Härtefälle werden hier therapiert!
Eine Frau sitzt mit 30 Kilo in der Sauna, nur Haut und Knochen und da sehe ich, was ich mit mir mache. Der Angstschweiß kommt nicht von der Sauna und ich begreife langsam, wie ich mich quäle. Hier laufen alle wie gemarterte Härtefälle herum, und ich sehe alle Menschen wie verrückt. Jetzt reichts mir, ich will doch leben!
Also höre ich auf mit dem Kotzen und esse langsam wieder.
Ich werde als geheilt entlassen und ich esse wieder normal.
Das hält eine Weile, doch dann nehme ich statt 30 Kilo ab, 50 Kilo Gewicht ZU. An einem Foto sehe ich, dass ich mich nicht mehr ertrage und dann gehe ich in die „Treffpunkt Wunsch-Gewicht Diät".
Hier ist es ganz toll, ich bin begeistert und ich nehme in einem halben Jahr 25 Kilo ab. Super… doch dann geht es wieder von vorne los.
Das ganze wiederhole ich vier Mal und dann habe ich so die Nase voll, dass ich nie mehr eine Diät mache.
Jetzt esse ich was ich will, und wenn ich dick bin, dann bin ich dick. Die ganzen Strapazen mit dem Gewicht, hoch und runter, und dann immer wieder der Jo Jo Effekt, schaffe ich nicht mehr.
Ich ertrage diesen riesengroßen Frust nicht mehr und meinen Körper mag ich auch nicht mehr tragen. Ich resigniere!

Ein Jahr später erkenne ich mein verpfuschtes Leben, meinen Lebensfrust, meinen Selbsthass und meinen mangelnden Selbstwert noch deutlicher und ich treffe auf die „Hohe Schule des Lebens".
Da erkenne ich, dass ich die Emotionen, die bei partnerschaftlichen Trennungen, Lebenskrisen oder Versagensängsten auftauchten nur mit Essen abgedeckt habe, betäuben oder lösen wollte.
Das die ganzen Therapien keine Lösung sind, sondern nur eine Bewegung der Programme ist vom Übergewicht in die Magersucht und retour.
Ich weiß heute, dass mein Körper brutalste Stresssituationen ertragen hat und sich damit, im Kampf gegen mich selbst, schützen musste. Diese lebensbedrohliche Situation nennen wir Jo Jo Effekt. Ich erkenne, dass jede Diät die nächste Qual, das nächste Leid, die nächste Folter für mich „wahr".
Jetzt gehe ich durch mein Leben und erlebe die verdrängten Emotionen, reinige mein Unterbewusstsein und brauche keine Diät, kein Lebensverbot.
Heute erlaube ich meinem Körper keinen Mangel. Ich brauche auf nichts verzichten und ich weiß, dass Diät übersetzt, Lebensweise heißt.

Meine Lebensweise ist jetzt mehr als weniger und baue mir bewusst meinen Körper.

Ich genieße Süßes bewusster, ich trinke anders und rauche für mich, damit es nicht gegen mich arbeitet.

Dicke Mädchen haben schöne Namen, heißen Ursel, Toska oder Carmen…
Dicke Mädchen machen mich verrückt…
Dicke Mädchen hat der Himmel geschickt... Kölle Allaf!

eMail
Sie denkt, dass sie ihre Probleme mit Fressen, saufen und rauchen los wird.
Sie öffnet ihre eMails nicht, die ihr ihre Probleme immer wieder senden,
schämt sich lieber, damit sie ihren SELBST-HASS weiter hofieren kann.

Dann erkennt sie auf andere Weise, was ihr Körper wirklich braucht und tut und weiß, dass Übergewicht oder Hässlichkeit NIE vom Essen kommt.
Der Körper reizt sich so hoch, weil er nicht erlebt, weil nicht belebt wird.

Momentan löst sie sich von ihren Plagen!

Die Sucht-Mühle

Als Pubertierende stecke ich mir Tücher in die Hose, damit ich ein bisschen Figur habe. Ich bin ein Kopf größer als die anderen, alle Ärmel und Hosen sind für mich ZU kurz. Sie verspotten mich in der Schule und sie sagen mir, wir haben dich schon kommen hören, weil deine Knochen so rappeln. Sie reden von meiner Fehlkonstruktion und haben verachtende Sprüche für mich. Es gibt ein Lehrer im Sport, der mich, mit meinen langen Stelzen, als Lachnummer ankündigt. Obwohl ich gar keine Schokolade mag, esse ich ganz viel davon, dass ich dicker werde. Dann kommt die Twiggy Mode und sie nennen mich auch so.

Ich werde dauernd auf meinen Körper angesprochen, gerade das ist mein wundester Punkt, weil damit meine Fehler sichtbar sind.

Meine Minderwertigkeitsgefühle, meine Ängste, nicht gut genug ZU sein für die anderen, meine große Unsicherheit, habe ich gut in mir versteckt.

Ich denke, ich habe nur eine Lebensberechtigung, wenn ich schön bin und deshalb löst jede Kritik an meinem Körper, lebensbedrohliche Ängste aus. Wenn mir Einer sagt, deine schönen langen Haare sehen super aus und am nächsten Tag sagt mir ein Mitschüler, mit kurzen Haaren würdest du noch viel besser aussehen, dann bringt mich das in einen riesigen Konflikt.

Mit 20 wiege ich so 58 Kilo und habe eine Top Figur. Ich weiß, dass ich einen wunderschönen Körper habe, doch ich fühle mich schlecht in diesem Körper und ich habe täglich die große Angst, dass ich nicht perfekt genug bin. Ich denke, ich reiche mir nicht, ich genüge nicht, weil andere sowieso immer besser sind.

Mitte zwanzig konsumiere ich, in tiefer Lebensangst, Drogen und damit verändert sich mein Körpergewicht und mein Körpergefühl. Es bildet sich häufig Wasser in meinen Beinen und mein Körper wird matschig, schwammig.

Dem bin ich dann begegnet mit FX 110 Tropfen, damit ich abnehme.

Ich hatte keinen Hunger mehr, doch ich fühle mich aufgepuscht, habe nur noch Herzrasen und kann nicht mehr schlafen.

Das Medikament wird bald vom Markt genommen, weil es süchtig macht.

Ende zwanzig mache ich eine Drogenentziehungskur und nehme die 12 Kilo Übergewicht ab. Ab da esse ich nie mehr normal und kontrolliere mich nur noch. Wiege mich aus Angst, dass ich fett werde. Die Spirale dreht sich und die Ängste werden heftiger, weil mein Gewicht jetzt hin und her schwankt.

Wenn ich drei Kilo abgenommen habe, nehme ich fünf Kilo wieder ZU.

Ich beschäftige mich mit dem Diätenmarkt und denke, mein Körper ist mein Marktwert und da hängt mein Leben von ab.

Ich durchlaufe die Reduktions-Diät, Atkins-Diät, FDH, Trennkost, Weight-Watchers, Kohlehydrat-Diät, Flüssigkeits-Diät mit Suppen und Shakes, Formular-Diäten, Kartoffel-Diät, Heilfasten, Ananas-Diät, Cayennepfeffer- und Ahornsirup-Diät. Ich lasse mir einen Ernährungsplan von der traditionellen chinesischen Medizin erstellen, Akupunktur, Kräutertees vom Heilpraktiker, Ayurveda-Diäten, Metabolic-Balance, Montyganc-Methode, Glücks-Diät, Mayr-Kur, Gemüse-Diät, Obst-Diät, Anonyme Esssüchtige, Reis-Diät, verschieden Mentalprogramme, Schlankdenken, Molke-Kur.

Wassertabletten und Abführmittel, Hypnose, NLP.
Dann treffe ich auf eine Psychologin, die mir eine Hose, in Größe 36 von früher, an den Schrank hängt, damit die mich motiviert, dass ich da später wieder rein passe.
Das war die teuerste Hose, die ich je hatte, doch ich habe nie wieder da rein gepasst.
Je länger ich mich mit diesen Diäten beschäftigte, desto dicker werde ich und meinen Körper bringe ich komplett damit durcheinander. Der Körper ist völlig verwirrt, im Stress, ob er hergeben soll oder drauf packen? Das Ganze ist mit tiefer Scham verbunden. Ich Suchtnudel, jage mich zehn Jahre durch die Suchtmühle von Drogen, Alkohol und heftigen Lebenskrisen, Ängsten und Depressionen. Ich denke, ich muss mein Leben bewältigen und baue immer mehr Ängste damit auf. Gleichzeitig habe ich so schreckliche Todes-Angst, dass ich an Drogen sterbe, kann aber auch nicht ohne sie leben. Ich könnte aber auch an den Ängsten sterben und die Suizidgedanken machen mich verrückt. Mein Leben geht wie ein Jo Jo auf und ab und kostet mich viel Kraft.
Das Nervensystem peitsche ich permanent hoch und es gibt keine Ruhe, keine Kontinuität und das Gehirn ist immer auf Alarmstufe.
Ich bin ja nur noch mit Drogenbeschaffung, Essensbeschaffung, Alkohol beschäftigt, es darf ja auch niemand sehen, und wie pusche ich das Gewicht wieder herunter.
Das ist eine Spirale, aus der ich gedanklich gar nicht mehr heraus komme.
Drogen und rauchen habe ich schon hinter mir gelassen, aber das mit dem Gewicht kann ich nicht steuern.
Dann habe ich Re-Light erlebt und jetzt nimmt das Ganze eine Wende.
Ich esse jetzt anders, ohne Verbote und ich esse nicht um ZU fressen, sondern ich tue etwas Gutes für mich und esse bewusst, was mir jetzt schmeckt. Allmählich werde ich selbst, unter den vielen versteckten Masken, wieder spürbar.

Und siehe da… ich bin gut so wie ich bin!
Ich nehme meine emotionale Herausforderung an!

Ich weiß, dass ich den ganzen emotionalen Müll aufräumen, verstoffwechseln muss, und mich nicht ZU-dopen, ZU-fressen oder ZU-saufen.
Ich nehme jetzt meine Aufmerksamkeit von den Projektionsflächen = Diäten, Therapien, Drogen und Alkohol und identifiziere mich nicht länger mit meinem schrecklichen Leben.
Jetzt sehe und erlebe ich mich.
Der Angst habe ich den ersten Platz genommen… auf diesen Stuhl sitze jetzt ICH!

Mir macht mein Leben wieder Spaß und das Essen auch.

eMail Lebenskrisen!
Die erdachten Probleme, die selbst erschaffenen Krisen, die nicht geklärten Konflikte sind die Kilos!
Menschen erleben in Wahrheit immer das Gleiche und wollen es nicht wahrhaben.
Solange das Leid noch so schwerwiegend ist, wird gegessen, damit es noch schwerer wird!
Das Leid, die Last ist die verdrängte Programm-Masse, was die Cell-Intelligenz nicht länger verträgt und dann in der Körper-Masse sichtbar ist!

Zeitgeist Holocaust

Warum geben wir Hitler noch heute so viel Aufmerksamkeit, Macht?

Täglich sehen wir neue Dokomentarfilme im Fernsehen, neue Kinofilme, unzählige Berichte in den Zeitungen von Göbbels und Adolf Hitlers Zeit!
Gleichzeitig schreien jüdische Beauftragte nach Gerechtigkeit, Wiedergutmachung und reden uns schuldig, damit sie ihr schuldgeplagtes Erbe nicht sehen oder antreten müssen!
Hitler wird verschrien, angegriffen und dennoch geht von ihm eine große Faszination aus!
Was hat dieser kleine Mann bewirkt - was hat ihn GROSS gemacht?
Er hat Ordnung in das damalig Chaos gebracht, Arbeitsplätze geschaffen, die Masse mobilisiert, in Bewegung gebracht und all das für SEINE Interessen genutzt!
Die heutigen Jugendlichen hängen in einer überfüllten Leere, suchen nach Perspektiven und greifen die "Ältern" und Politiker für ihre kopfgesteuerten Theorien an. Sie wollen die Macher der "68" nicht mehr, die nach sexueller- und persönlicher Befreiung geschrien haben. Sie werfen ihnen heute Pseudo-Befreiung vor und das die Öffnung des intellektuellen Geistes NUR ein sinnloses Palaver war. Kinder leben im Luxus des Erschaffenen, achten die Eltern, die das geschaffen haben nicht und aktivieren in Resonanz den Gegenpol, weil die Eltern die Goldenen Jahre oft mit Schuld, Defizit oder mit schlechten Gewissen unterlegt haben! Das ist Resonanz!
Die Schwingung der Erfolge, der Macht, der Führung und der Vor-Bilder bricht weg, weil KEINER aus seiner schöpferischen Trägerschaft gehandelt hat. Die jetzige Generation steht in Resonanz mit der LEERE des Erschaffenen, so können die Jugendlichen und die Orientierungslosen den Eltern und Politikern heute Vorwürfe machen - statt die eigene schöpferische Trägerschaft nutzen und sich SELBST Perspektiven schaffen.
Ist Hitler so aktuell, weil wir Angst haben, dass wir wieder da hinkommen, wo wir schon einmal standen?
Brauchen wir wieder einen, der uns aus dem Schlammassel führt?
Deutschland ist das Land der meisten Kreuze und trägt große Schuld!

Die Vergangenheit, Holocaust wurde lange tot- und schuldig geschwiegen und dasVolk trägt sein Kreuz, die Schuld bewusst oder "unbewusst" so gut es kann!
Blind gewordene brauchen einen Blindenführer... und beide fallen in die Grube!

Brecht endlich die emotionalen Kreuz-Programme auf und nutzt Eure Cell-Intelligenz, damit dieses ganze Hitler- Holocaust- Schuld-Theater ein Ende hat.
Jede Saat der Schuld schafft neue Schuld - Schulden!

JEDER MUSS die Wurzel seines Übels aus der eigenen Datenbank entfernen, damit die Resonanz nicht mehr wirkt!

ALLES steht mit ALLEM in Resonanz, es gibt weder Schuld noch Schuldige!
Der einzig Konsequente war Hitler selbst, er hat nicht kapituliert!
Hitler hat SEIN Volk 100% konsequent auf seine Art geführt, ist 100% im Abgrund gelandet, hat

100% Risiko getragen und sich am Ende 100% konsequent vergiftet, sich erschossen und noch verbrennen lassen - eben 100%ig umgebracht!
Ist diese Konsequenz die Faszination? Ist es seine Konsequenz die uns fehlt?
Wir kapitulieren täglich an Kleinigkeiten, reden Dinge, die wir nicht meinen und brauchen
Lassen uns Fremdmotivieren, was nichts bringt.
Die Klarheit, die Besondersheit der reinen menschlichen Art fehlt uns!
Hat Hitler dieses Defizit genutzt, damit er uns klein machen und sich groß denken konnte?
Oder wahr die Angst der Masse die Faszination, womit er ALLE fütterte... führte?
Oder wahr seine Projektion... HEIL die Faszination?

Sie SELBST kennen und haben Ihre Antwort in Ihren CELLEN!

Hitler wollte sich von Österreich befreien und aus Deutschland eine saubere reine Rasse machen.
In Resonanz macht er dem jüdischen Volk bewusst, dass sie das "auserwählte Volk" sind, es aber nicht konsequent leben!
Hat er ihnen das bewusst gemacht?
Würde das jüdische Volk sein „großes Erbe" tragen, leben, hätte Hitler in Resonanz NIE eine Chance für das „schreckliche" Vernichtungsprogramm gehabt!
Alles dieser Welt schwingt in Resonanz! Gutes wie Böses!

Wir sollen endlich PRO und KONTRA stehen lassen!
Schuldige nicht noch Schuldiger sprechen!
Tote ruhen lassen - aber das gelingt uns nach dem Resonanz-Gesetzt nicht!

Erinnert Euch an das einzig wahre Natur-Gesetz der Resonanz... Das gibt Frieden!

Wenn ein Volk glaubt, dass es noch Mitspracherecht hat, fordert es sich einen Politiker.
Bei 100%iger Volks-Unmündigkeit diktiert der Diktator!
Die Führung ist immer mit der Masse in gleicher Schwingungsfrequenz.

So steht Fidel Castro in Resonanz mit den Cubanern, die mit dem Verbot der Musik, der Schwingung, der Bewegung gebrochen wurden und dann einen Diktator Namens Fidel §$&§ bekommen.

Unser Land steht im Moment mit Herrn Schröder in Resonanz und zeigt uns unsere Einstellung. Wir reden von Freiheit - Demokratie, in Wahrheit werden wir verhaftet, oder müssen zahlen wenn wir die herrschenden Gesezte nicht befolgen.
Von Demokratie fühle ich mich Lichtjahre entfernt.

Mandela wollte SEIN Volk vor den WEIßEN und vor deren Kultur schützen.
Aber die SCHWARZEN waren noch nicht reif für Unabhängigkeit und somit kämpfte Mandela vergebens für sein Volk und zahlt die Rächnung im Gefängnis.

Er kämpft gegen die Apartheid und in Resonanz erlebt er seine Abhängigkeit!

Wenn jeder Mensch seine voll programmierte Datenbank reinigt, führt er sich SELBST im Schöpfersinn und gibt keinem Politiker, keinem Diktator Macht, sein LEBEN!

Unsere tiefste Angst

Eigenlob stimmt... Nelson Mandelas Antrittsrede 1994

Unsere tiefste Angst ist es nicht ungenügend zu sein.
Wir leiden täglich, weil wir uns ungenügend fühlen!
Unsere tiefste Angst ist, dass wir über die Maßen kraftvoll sind.
Wir haben Angst vor unserer Schöpfer-Kraft!
Es ist unser Licht, nicht unsere Dunkelheit, das am meisten Angst macht.
Das "schöpferische ICH" ist verloren gegangen!
Wir fragen uns selbst, wer bin ich - von mir zu glauben, dass ich brilliant, großartig und einzigartig bin?
Wir ertragen das Brilliante, das Großartige, das Begabte, das Einzigartige nicht, Leiden, Schöndenken und Schönreden ist angesagt!
Aber in Wirklichkteit - warum sollts du es nicht sein?
Du bist ein Kind Gottes.
Jeder ist nach dem Bilde GOTTES erschaffen, also SELBST Schöpfer!
Dein Kleinmachen dient nicht der Welt.
Es dient der Angst, dem Teufel, Kleinmachen ist unsere Einstellung!
Es zeugt nicht von Erleuchtung, sich zurückzunehmen, nur damit sich andere Menschen um dich herum nicht verunsichert fühlen.
Das Dunkel leuchtet nicht - die Anderen, die ANGST hat auch Angst!
Wir wurden geboren, um die Herrlichkeit Gottes, die in uns liegt, auf die Welt zubringen.
Sie ist nicht nur in einigen von uns, sie ist in jeden.
Und in dem wir unser eigenes Licht scheinen lassen, geben wir anderen Menschen unbewusst die Erlaubnis das gleiche zu tun.
Jeder wird geboren, damit er sein HERR LICHT lebt und zeigt, indem die emotionalen Programme, die Cell-Datenbank rein ist!
Wenn wir von unserer eigenen Angst befreit sind, befreit unser Dasein automatisch die Anderen.
Die Angst muss bei jedem chemisch rein sein, nicht gedacht!
Schöpfergeist ist NIE auf andere übertragbar... die Schwingung kennt jeder.

Mandelas Rede geht in Resonanz mit dem Unglauben, der Obrigkeit!
Hier ist keine Schöpfer-Kraft, die schöpferische Antwort fehlt!

Herr Mandelas hat nach den viele Jahre in der Celle eine hinreißende Rede gehalten, die viele Menschen fasziniert hat, doch seine Cell-Datenbank hat er nicht emotional gereinigt.
Das ist in Resonanz sein evolutionärer Auftrag gewesen! Intellektuell ist ihm das nicht möglich!

Weihnachtszyklus

Wahr Lichte Weihe Nacht

Jedes Jahr feiern die Menschen die "Frohe Botschaft von der Geburt JESUS"!
Hasten und hetzen, jagen nach Geschenken, damit die Feier der Geburt schön wird.
Die Geburtsvorbereitungszeit "Advent" verdrängen wir komplett.
Statt die Stille genießen, wird der steuerliche Jahresabschluss gemacht, Weihnachtsfeiern organisiert, Geschenke gesucht und wir erleben Streß statt Ruhe.
Wir tun alles, dass wir die Kraft dieser besonderen Besinnlichkeit, die Zeit der emotionalen Reinheit nicht erleben müssen.
Einen Tag nach der Geburt geht der Familienstreit oder der Urlaubsstreß weiter.
Am Ende sind alle froh, dass alles vorbei ist und wir die "hoch hellige Frequenz", die Jesus ausstrahlte und uns noch heute gesendet wird, nicht ertragen müssen.
Würden wir in jeder Weihnacht den wahrlichten Sinn erkennen und nutzen, wäre das Fest eine wirk-Lichte Freude und wir wären das ganze Jahr erfüllt.
Was ist noch von der "Frohen Botschaft" der wahrlichten Geburt Jesus übrig geblieben?
Die Orientierung der Bibel - Religion - Kirche und somit das „scheinbar" ewig erdachte Leiden Jesus - statt die L ICH T-Gestalt!
Am Weihnachten f-eiern wir die Geburt Jesus - statt uns den ganzen Tag erfreuen, dass Jesus uns gezeigt hat, wie leben geht - verlieben wir uns immer neu in das Kreuz, statt unser eigenes L ich t erfülltes Wesen genießen.
Wer den Sinn für sich selbst erkennt, nimmt dem Christbaum die fromme Macht.
Machen Sie Ihre Lichter an Ihrem leibhaftigen Christbaum an und freuen Sie sich, was Jesus Ihnen bereits vor 2004 Jahren gezeigt hat.
Jesus hat uns die Botschaft von seinem erfüllt - erlösten LEBEN offenbart!

Dann kommt der Karfreitag.
Der hochheilige Feiertag, wo Jesus ans Kreuz genagelt wird, und viele Mächtige glauben, dass sie die Lichtgestalt endlicht los sind.
NUR drei Tage später zeigt er uns, wie wir die MACHT und die ANGST des TODES überwinden, klären sollen und wir feiern O - Stern und wieder - statt die große Freude genießen, dass wir Mensch ein Geistwesen - unsterblich sind, halten wir weiter am Kreuz fest - her mit dem LEID!
Vierzig Tage später, zeigt Jesus seine frohe Botschaft noch einmal und dann geht er wieder HEIM in seines Vaters Haus - gen Himmelfahrt - in sein Haus!
Er hat sich ja lange genug angesehen, dass die Menschen an ihrer eigenen Licht-gestalt gar nicht interessiert sind.
Statt die vierzig Tage der Jesus TATEN im reinen Geist feiern, redet die Kirche Pfingsten vom heiligen Geist, der über uns gekommen ist.
Statt vor Freud juchzen und unsere eigene lichterfüllte Frequenz erleben, verlieben wir uns wieder fromm an das leidende Kreuz!

Der wahr-licht reine Geist ist die Basis eines jeden Menschen von Ewigkeit in Ewigkeit!

Eine Woche später am Fronleichnam, den kirchlich hoch heiligen Tag. zeigt Jesus uns wie die Körperlichkeit aufgelöst wird, und kein Leichnam - keine Bindung mit der Erde bleibt.
Statt uns für die Frohe Botschaft feierlich freuen, leiden wir erfüllt in frohen Leichnams-Prozessionen mit großen Kreuzen und geschmückten Rosenkränzen.

Wieder fronen wir dem Leid und der Angst - statt den Sinn erleben!
Der O-Ton von Jesus lautet: Was soll der Lebendige bei den TOTEN?
Jeder muss täglich selbst wählen, gibt er dem Kreuz oder dem Leben sein LEBEN!

Da der wahrlichte Sinn dieser Botschaften auch nach 2004 Jahren noch nicht angekommen ist, sündigen und leiden wir aufopfernd weiter, bis ZUR nächten Weihe Nacht.

Statt 365 Tage unsere eigenen schuldbeladenen Programme tilgen, glauben wir jedes Jahr aufs Neue, dass Jesus uns an diesen F-EIER-Tagen wieder etwas von unserer großen Schuld nimmt.

Habt Ihr denn nicht gehört dass Jesus sagte: Dein Glaube hat Dir geholfen, Dein Wille geschehe, Liebe Dich SELBST wie Deinen Nächsten...

Damit meint Jesus jeden von uns. Wer um Vergebung betet, bittet, lädt immer noch mehr Programme auf, kein Jesus der Welt erlöst Ihr Programm!
Noch heute denken Menschen... Jesus wird uns schon von der goßen Last, der Schuld befreien, der weiß ja wie Erlösung geht!

Jeder soll sich an seine EIGENE hohe Lichtfequenz erinnern!
So hat jeder Mench täglich die Wahl für Leiden oder wieder auf ER stehen.
In diesem tiefen Leid glaubt heute keiner mehr, dass Sie SELBST immer die Wahl haben!
Lieber bleiben Sie in Ihrer ängstlichen qualvollen Zeit hängen und müssen immer wieder Ihre lächerlichen Ängste und Probleme ertragen.

Wenn Sie wissen wollen, wie auf ER stehen geht, lade ich Sie für meine "Frohe Botschaft" ein.
Lassen Sie Ihr L ich t statt Ihr Leid wachsen.

Das wahre ICH
So sieht eine Licht-Celle aus, die
noch keine Programme gespeichert hat.
Als Gleichnis von Adam und Eva.

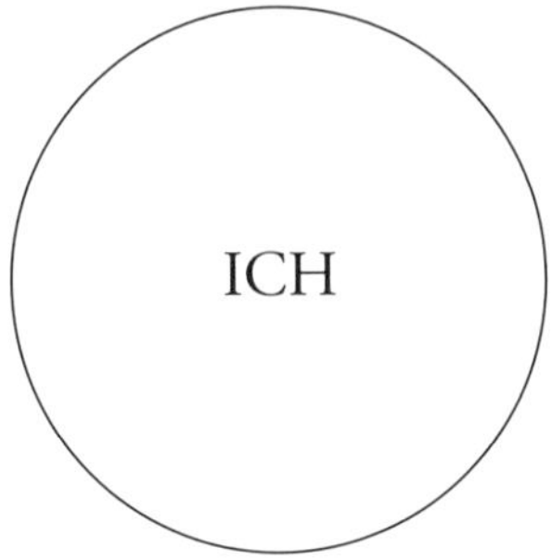

Dieses Bild zeigt, wie sich der Mensch
aufteilt: Jetzt zeigt er sich als
guter Geschäftsmann,
schlechter Liebhaber,
guter Schachspieler,
Kettenraucher oder Vegetarier.
Diese Celle ist schon fünf Mal in
Programme aufgeteilt.

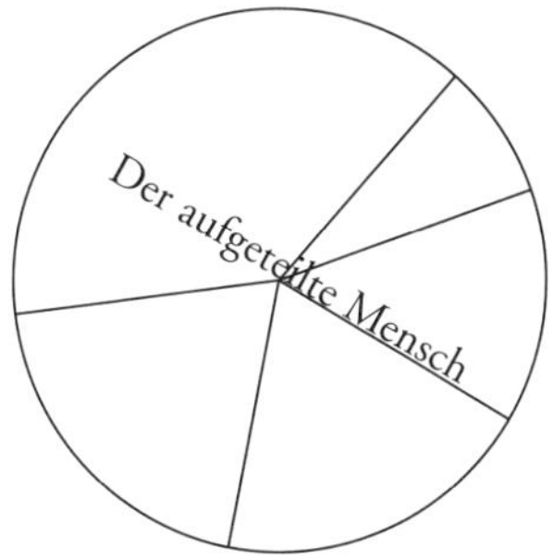

Diese Celle hat sich oft aufgeteilt, lebt
komplett fremdbestimmt. Hat unzählige
emotionale Prozesse durchlebt und
deshalb diese voll geladene Datenbank.
Wenn sie nicht emotional gereinigt wird,
zeigen sich Krankheiten - Tod!

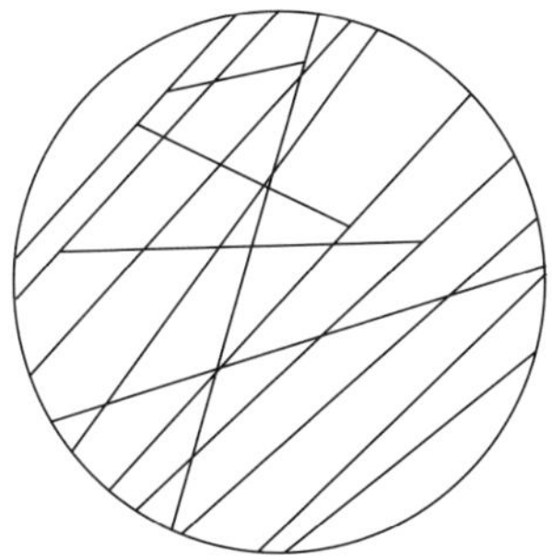

Mit diesem Buch erleben Sie schöpferische LEBENS-Qualität

Lesen Sie dieses Buch immer wieder damit Sie die schöpferische Re-Light Schwingung direkt erleben!

Behalten Sie diesen kostbaren Schatz der Re-Light Schwingung für SICH denn Sie tragen emotionale Verantwortung.

Beim Weitergeben ändert sich die Frequenz und dieses Buch ist wertlos!

Re-Light Bücher

Lesen Sie hochfrequente Bücher:

leben im nebel

leben und lieben

leben
Vulkan der Gefühle

leben
Paradiesvogel im Narrensystem

leben
Wir hatten Angst...
Krebs... und sind geheilt

Erhältlich im Internet:
www.re-light-form.de
www.ebay.de

Re-Light Form GmbH
Postfach 51 10 32
50946 Köln
Telefon 02 21/48 77 60 oder 4 84 48 02
Telefax 02 21/4 889 00